RUEDIGER DAHLKE

# KRANKHEIT ALS CHANCE

## Ganzheitliche Wege zur Selbstheilung

Vel
Dahl
Stadtbibliothek
Neu-Isenburg
gelöscht
W0471994

QUALITÄTS
G|U
GARANTIE

## DIE GU-QUALITÄTSGARANTIE

Wir möchten Ihnen mit den Informationen und Anregungen in diesem Buch das Leben erleichtern und Sie inspirieren, Neues auszuprobieren. Bei jedem unserer Produkte achten wir auf Aktualität und stellen höchste Ansprüche an Inhalt, Optik und Ausstattung.
Alle Informationen werden von unseren Autoren und unserer Fachredaktion sorgfältig ausgewählt und mehrfach geprüft. Deshalb bieten wir Ihnen eine 100 %ige Qualitätsgarantie.

**Darauf können Sie sich verlassen:**
Wir legen Wert darauf, dass unsere Gesundheits- und Lebenshilfebücher ganzheitlichen Rat geben. Wir garantieren, dass:
- alle Übungen und Anleitungen in der Praxis geprüft und
- unsere Autoren echte Experten mit langjähriger Erfahrung sind.

**Wir möchten für Sie immer besser werden:**
Sollten wir mit diesem Buch Ihre Erwartungen nicht erfüllen, lassen Sie es uns bitte wissen! Nehmen Sie einfach Kontakt zu unserem Leserservice auf. Sie erhalten von uns kostenlos einen Ratgeber zum gleichen oder ähnlichen Thema. Die Kontaktdaten unseres Leserservice finden Sie am Ende dieses Buches.

GRÄFE UND UNZER VERLAG. *Der erste Ratgeberverlag – seit 1722.*

KGS

## THEORIE



## PRAXIS



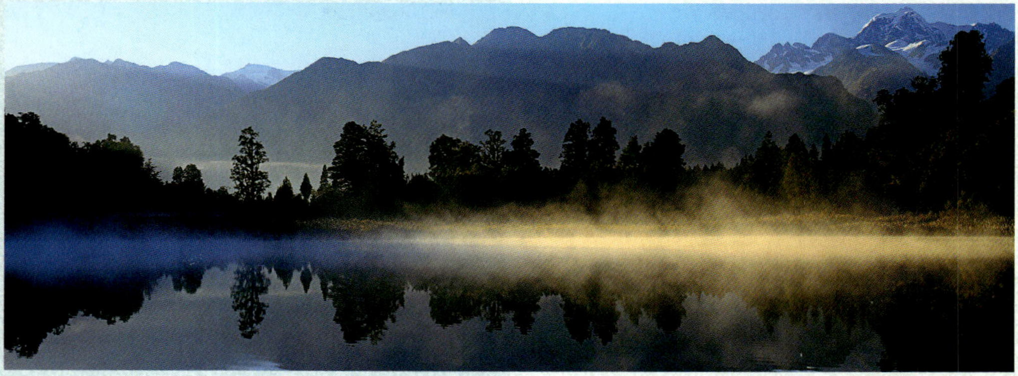

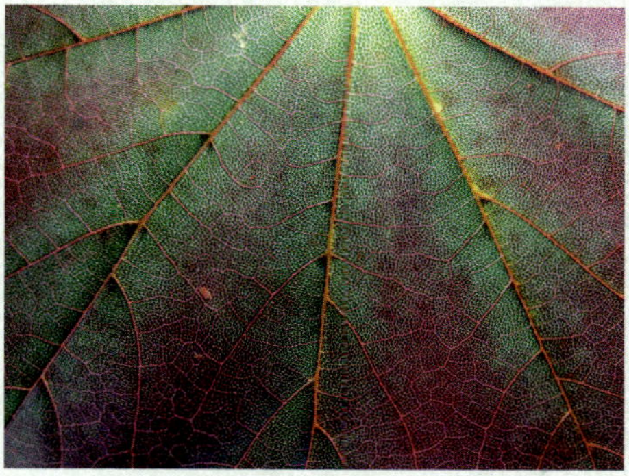



## SERVICE

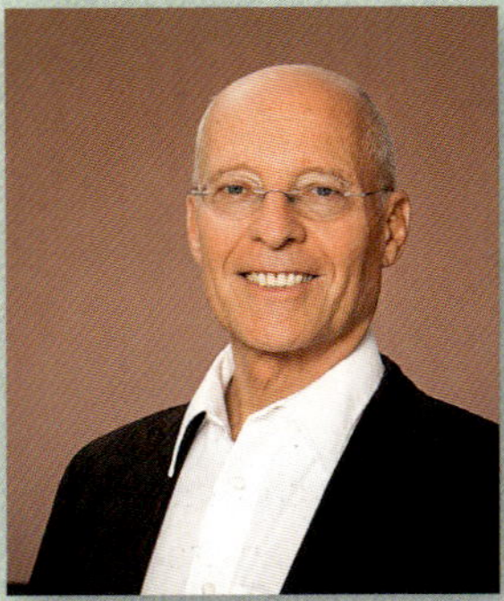

## DR. MED. RUEDIGER DAHLKE

ist Arzt und Psychotherapeut.
Er gründete die ganzheitliche Psychosomatik, wie sie in diesem Buch vorgestellt wird.
www.dahlke.at

»Hoffnung ist nicht die Überzeugung, dass etwas gut ausgeht, sondern die Gewissheit, dass etwas Sinn hat, egal wie es ausgeht.«

VÁCLAV HAVEL

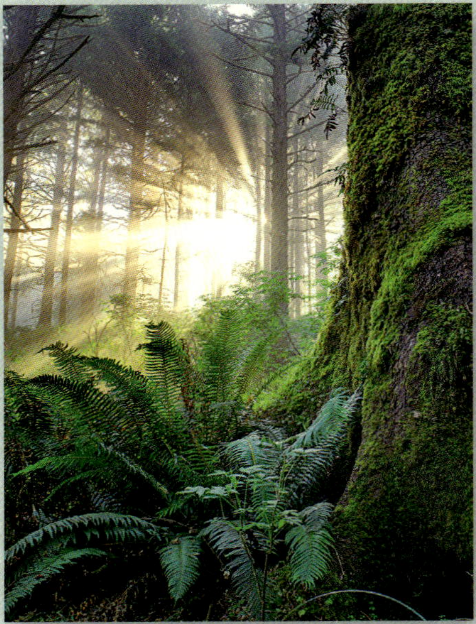

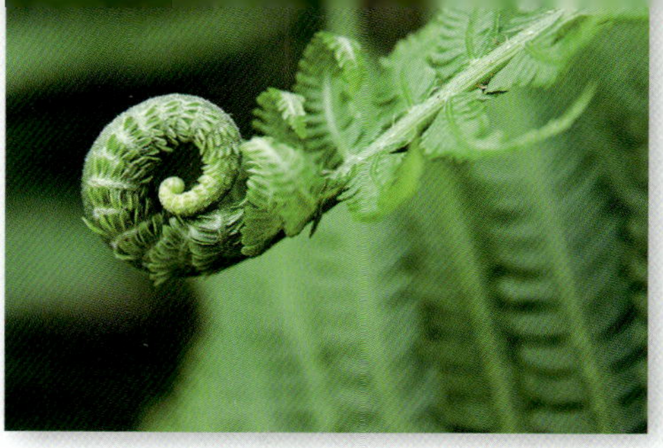

# EIN WORT ZUVOR

30 Jahre nach »Krankheit als Weg« für ein Buch über die Essenz meiner Psychosomatik ein Vorwort zu schreiben, erfüllt mich mit Freude und Dankbarkeit. In diesen drei Jahrzehnten ist viel geschehen. Vom vernachlässigten Rand der Schulmedizin ist die Krankheitsbilder-Deutung, die den Sinn der Symptome nutzt und bis in spirituelle Dimensionen reicht, weltweit in den Mittelpunkt gerückt. In 28 Sprachen übersetzt und in noch mehr Ländern präsent, erfreut sie sich wachsenden Zuspruchs. Seit zehn Jahren gebe ich dazu von der deutschen Ärztekammer anerkannte Kurse und bilde inzwischen Kollegen zur Erlangung des Zusatztitels »Arzt für Naturheilverfahren« aus. Selbst Schulmediziner empfehlen zunehmend, die entsprechende Be-Deutung von Beschwerden nachzulesen und sich mithilfe von geführten Meditationen der eigenen Heilkräfte zu versichern.

Das Nachschlagewerk »Krankheit als Symbol« hat in ungezählten Familien seinen festen Platz und wird selbstverständlich zu Sinn und Aufgabe von Symptomen befragt. Tatsächlich setzte sich die Körper und Seele verbindende Sinnsuche in der Bevölkerung rascher durch als in der Medizin. Der Grund dürfte in der mitgebrachten, aus tiefster Seele kommenden Sehnsucht liegen, in Krankheit wie in allem Sinn zu finden. Diese Art Krankheitsbetrachtung ermöglicht anstelle bloßer Reparatur wirkliche Heilung und statt Früherkennung echte Vorbeugung. Die vorliegende Ausgabe verbindet die Deutung der wichtigsten Beschwerden mit praktischen Tipps und unterstützenden Maßnahmen zur Lebensführung.

Alles Gute

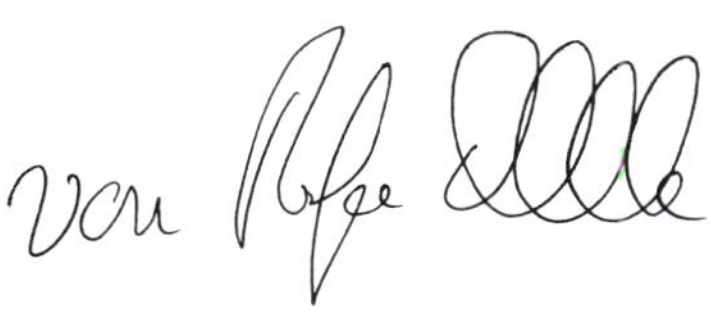

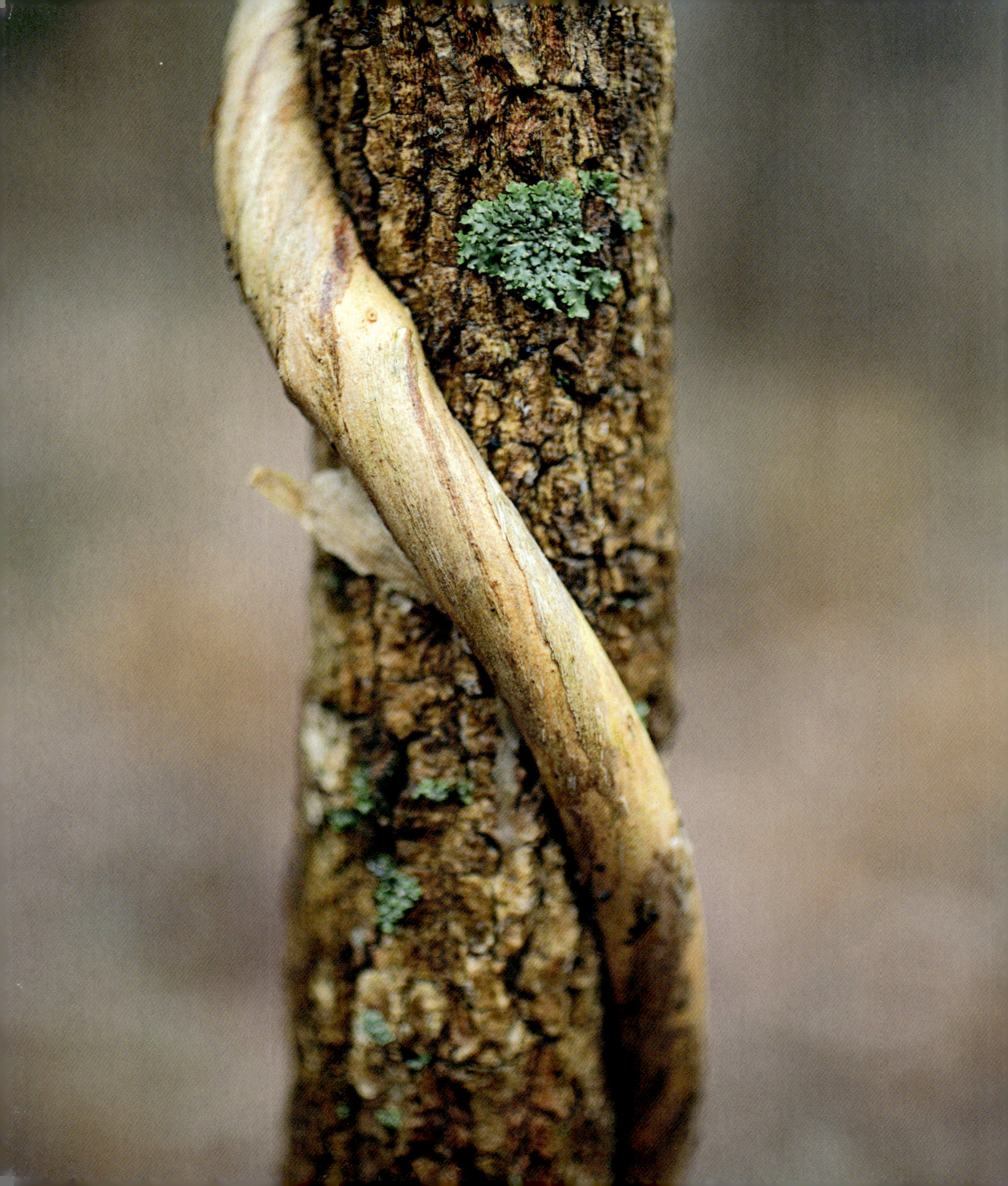

# KÖRPER UND SEELE SPIELEN ZUSAMMEN

WER DIE BEDEUTUNG VON KRANKHEITSBILDERN VERSTEHT, ERHÖHT SEINE CHANCEN AUF HEILUNG UND INNERES WACHSTUM. DAHINTER STEHT EIN KRANKHEITSVERSTÄNDNIS, DAS DIE FÜHRENDE ROLLE DER SEELE ANERKENNT.

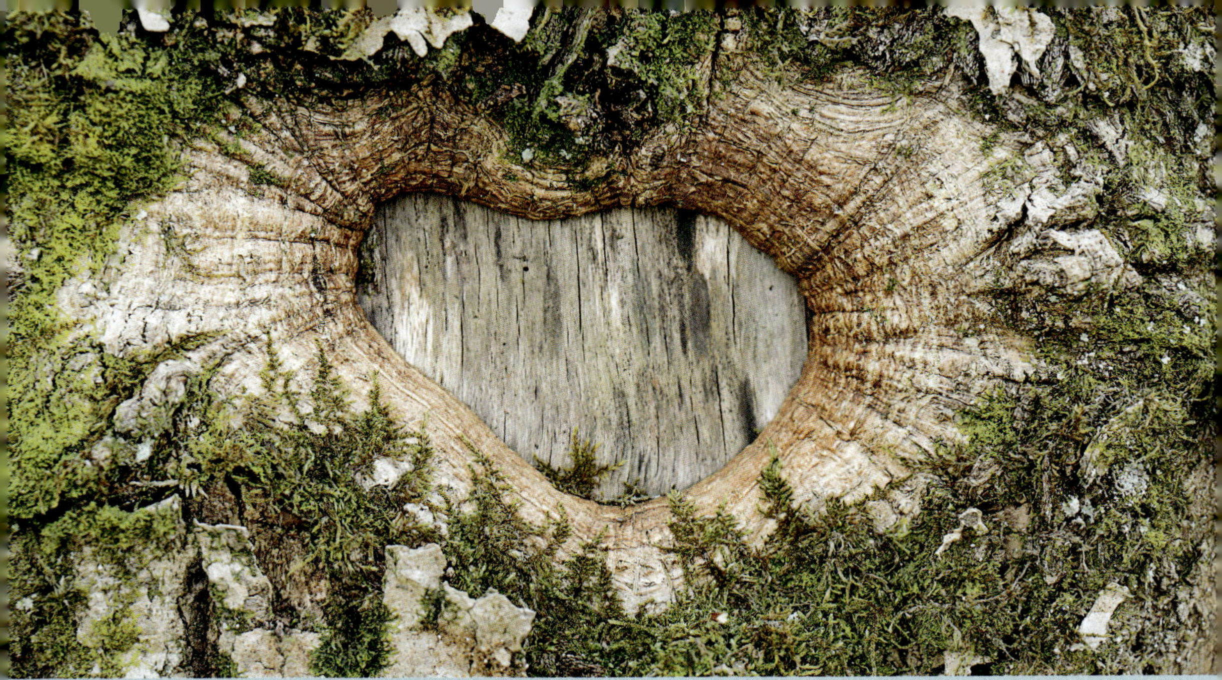

# KRANKHEITSBILDER VERSTEHEN

Heute stellt wohl kaum mehr jemand infrage, dass sich das seelische Befinden auf die körperliche Gesundheit auswirkt – und umgekehrt. Wie eng und komplex das Zusammenspiel von Seele (Psyche) und Körper (Soma) wirklich ist, wird allerdings noch immer verkannt. Dabei eröffnet gerade ein konsequent psychosomatisches Verständnis von Krankheit ganz neue Möglichkeiten der Entwicklung und Heilung.

## Beschwerden entschlüsseln

Aus Sicht der Krankheitsbilder-Deutung spiegelt der Körper den inneren, seelischen Zustand und wird so zur Bühne für all jene Stücke und Themen, die vom Bewusstsein gemieden werden. Dieses Buch will Ihnen dabei helfen, *die Sprache der Seele*, wie sie sich in unseren Symptomen und Krankheitsbildern äußert, zu entschlüsseln.

Um diese symbolische Sprache zu verstehen, sucht die Krankheitsbilder-Deutung nach Entsprechungen in anderen Bereichen. Dieses analoge Vorgehen und Denken findet sich auch im spirituellen oder senkrechten Weltbild und den dazugehörigen Gesetzen und Lebensprinzipien, die wichtige Schlüssel für das tiefere Verständnis von Symptomen bereithalten. Dadurch können wir mithilfe unserer körperlichen Symptome die seelische Bedeutung und die darin zum Ausdruck kommenden Aufgaben entschlüsseln. So müssen wir unsere Symptome nicht mehr nur erdulden oder bekämpfen, sondern können sie als Chance für (Selbst-)Erkenntnis und für ein bewussteres und erfüllteres Leben begreifen.

## Die Symbolsprache deuten

Die Deutung der Krankheitsbilder kann den Sinn körperlicher Symptome bewusst machen. Dafür wird die Körper- und Symptomsprache in die Symbolsprache unserer seelischen Wirklichkeit übersetzt. Um dies zu verdeutlichen, sind treffende Redewendungen oder entlarvende Wörter und Silben häufig kursiv gedruckt. Ein Beispiel: Wer sich nicht eingesteht, dass er die Nase im übertragenen Sinn *voll hat*, dessen reale Nase verschließt sich. Oder: Wer seinen Frust immer herunter*schluckt*, bekommt womöglich Schluckbeschwerden. Nicht jede Deutung erschließt sich allerdings so schnell und es braucht oft auch Kenntnisse zum Beispiel über die Urprinzipien ▸ **siehe ab Seite 14**, um die Sprache des Körpers entschlüsseln zu können.

Ist das gelungen, stellt sich die Frage, was tun, um das Thema hinter der Beschwerde zu bearbeiten und einzulösen. Im Fall der verstopften Nase hilft am schnellsten neue Begeisterung, um die Verstopfung rasch zu öffnen. Jeder, der sich schon mal bei einem Schnupfen auch nur kurzzeitig für einen Film oder ein Konzert begeistert hat, kann diese Erfahrung bestätigen. Sobald man also das Thema hinter der Symptomatik erkannt hat (»Ich habe die Nase voll«), kann man diesem auf der Bewusstseinsebene begegnen und ihm gerecht werden (»Ich will mich für etwas Neues begeistern«).

INFO

**KÖRPERREGIONEN UND ORGANE**

In der vorderen Umschlagklappe finden Sie eine Übersicht über die Symbolik der einzelnen Körperregionen, in der hinteren Klappe die der einzelnen inneren Organe. So können Sie sich schnell einen Überblick verschaffen und bei Beschwerden auf einen Blick sehen, welcher Themenkomplex betroffen ist. Die einzelnen Krankheitsbilder finden Sie ab Seite 26 beschrieben und gedeutet.

Nicht selten sorgt auch die verschlüsselnde Sprache der Medizin dafür, dass wir unsere Symptome so schwer verstehen können. Da hilft oft ein Rückgriff auf die alten Krankheitsbezeichnungen.

## Treffende Bezeichnungen

Früher hieß Krankheit tatsächlich Sucht, wie es bis heute noch Gelb- und Magersucht andeuten. Das mittelhochdeutsche Wort für Krankheit war »suht« und wurde schon »Sucht« gesprochen. Die Krankheitsnamen der modernen Medizin verschleiern dagegen immer mehr, worum es bei einer Krankheit geht, statt eine treffende Bezeichnung zu finden.

Mein Großvater sagte noch Schwindsucht und darin klang noch das ganze Drama dieses Krankheitsbildes an: Der Patient verschwindet erst hier, dann dort, dann ganz. Heute hat er Tuberkulose, kurz TBC. Die Ärztegeneration davor nannte »Anämie« Blutarmut und die davor »Bleichsucht«. Damals hieß die Epilepsie noch »Fallsucht«, die agitierte Psychose »Tobsucht« und Ödeme nannte man »Wassersucht«. Noch weiter zurück galten alle Krankheitsbilder als Süchte. Bis heute wurde aus Gelbsucht »Hepatitis« und aus Magersucht »Anorexia nervosa«. Sagten die deutschen Wörter noch einiges, trennen die neuen lateinischen Begriffe die Menschen immer mehr von ihren Krank-

INFO

### EINE ALTE TRADITION

Auch wenn es noch für viele Menschen neu sein mag und manchen »modern« anmutet – es ist keine neue Idee, Krankheit als Chance zu sehen und an ihren Symptomen über die darin zu findende Symbolik zu wachsen. Die alte Medizin lebte von Symbolen und Bildern. Paracelsus etwa ging davon aus, dass der Mikrokosmos des Körpers dem Makrokosmos der Welt entspricht. Diesem Denken folgend entdeckte William Harvey durch Analogieschluss den Blutkreislauf. Wenn sich die Planeten um die Sonne drehten, folgerte er, müsste sich das Blut um das Herz bewegen.

Die in diesem Buch vertretene Psychosomatik schließt in einem weiteren zentralen Punkt an die Tradition der alten Medizin an: Sie geht davon aus, dass alle Menschen auf der Suche nach ihrer Mitte sind. Verlieren sie diese aus den Augen, werden sie krank und müssen die Suche neuerlich aufnehmen. Ärzte sollen und wollen dabei helfen.

heitsbildern: »Anorexie« klingt zwar gelehrt, erklärt aber nichts mehr. Mit dem harten Ausdruck »Ess-Brech-Sucht« erspart man Patienten Erkenntnis und entfernt die Betroffenen mit dem dezenteren Begriff »Bulimie« von der Symbolik ihres Themas. Man nimmt ihnen Verständnis und die Chance, selbst Antworten zu finden und letztlich auch Verantwortung zu übernehmen.

## Den ganzen Menschen sehen

Ein weiterer wichtiger Aspekt dieser Psychosomatik besteht darin, stets den Menschen als Ganzes im Auge zu haben und nicht nur die eine Stelle zu sehen, die erkrankt ist. Schon Platon wusste, wenn ein Teil krank ist, ist das Ganze krank. Und selbst leidenschaftliche Schulmediziner wie David Agus sehen den Organismus inzwischen als System, in dem alles mit allem zusammenhängt. Insofern bewirkt die Unterdrückung von Problemen und Symptomen nur, dass diese in den Schatten, ins Unbewusste, sinken. Dort leben sie weiter, weshalb Unterdrückungsmaßnahmen auf Dauer keine sinnvolle Lösung sind. Trotzdem setzt die moderne Medizin nicht auf die Integration von Fehlendem, sondern auf die Unterdrückung und Bekämpfung von Störendem. Wer aber gesünder im Sinne von heiler und vollkommener werden möchte, kann das nicht durch Unterdrücken und Wegschneiden, sondern nur, indem er sich den Herausforderungen stellt. Der Weg, über Krankheitsbilder herauszufinden, was den Betroffenen fehlt, und das Fehlende zu integrieren, wird diesem umfassenden Anspruch an Heilung gerecht.

### Zunehmende Spezialisierung

Anders als die alten Heiltraditionen, die noch den ganzen Menschen im Auge hatten, spezialisiert sich die moderne Medizin immer weiter auf seine kranken Teile. Dadurch sieht sie oft vor lauter Einzelteilen das Ganze, den Wald vor lauter Bäumen nicht mehr. So kümmern sich Fachärzte nur noch um ein Organ, von dem sie fast alles wissen. Das führte zuerst zur Reparaturmedizin und heute weiter zur Austauschmedizin, die neue Teile einsetzt, wenn alte ausfallen. Der alte Hausarzt ist als Universalmediziner, der noch von allem eine Ahnung hatte, schon völlig aus der Mode gekommen. Aber auch ein Facharzt für Innere Medizin reicht nicht mehr. Kardio-, Pulmo-, Endokrino-, Gastroentero-, Neuro- und noch verschiedene andere »-logen« sind gefragt. Ideal wäre eine Zusammenarbeit der Spezialisten, in Wirklichkeit herrscht Konkurrenz. Im Nierenbecken haben es sich die Nephrologen bequem gemacht, während von unten schon die Urologen hochstreben. Gynäkologen wie Orthopäden messen die sogenannte Knochendichte zur Osteoporose-Diagnose, ohne allerdings ein gutes Haar an der Methode der Gegenseite zu lassen.

## Segen und Fluch der Medizin

Doch die Errungenschaften der Medizin sollten keinesfalls unterschätzt oder gar verteufelt werden. Denn in manchen Fällen sind medizinische Eingriffe sinnvoll und notwendig, sogar lebensrettend, etwa wenn ein Darmdurchbruch operiert oder eine Hirnhautentzündung mit Antibiotika behandelt wird. Dann erfahren wir den Segen der modernen Medizin als Notfallmedizin. Geheilt wird der kranke Mensch dadurch aber nicht, denn das vermögen nur die Selbstheilungskräfte des Körpers. Sie werden besonders dann aktiviert, wenn sich der Kranke Ruhe und Zeit nimmt, um sich mit seiner Krankheit auseinanderzusetzen. Genau dabei kann ihm die Deutung seiner Krankheitsbilder eine große Hilfe sein.

# Das spirituelle Weltbild

Um Krankheitsbilder zu deuten, hilft weniger kausales Wenn-dann-Denken als vielmehr analoges Denken, das nach Entsprechungen auf unterschiedlichen Ebenen sucht. Dem zugrunde liegen die geistigen Gesetze aller großen Religionen, deren Lebensregeln ihre Essenz ausmachen. Für eine ganzheitliche oder integrale Medizin sind die Kenntnisse der Polarität mit ihrer Zweiheit, der vier Elemente sowie der zwölf Lebensprinzipien unverzichtbar. Erst sie ermöglichen Heilung und Vorbeugung. Diese Gesetze, von denen die nachfolgenden vier für das Verständnis der Krankheitsbilder-Deutung am wichtigsten sind, hat inzwischen auch die Wissenschaft bestätigt. Religion und spirituelle Philosophie verbindet das Wissen von der Einheit alles Geschaffenen. Buddhisten etwa sagen, alles sei von Buddha-Bewusstsein durchdrungen, Christen nehmen Ähnliches für das Christus-Bewusstsein an. Tatsächlich aber erkennen die wenigsten Menschen diese Einheit ständig, sondern leben mehrheitlich in einer Welt der Gegensätze.

## Das Gesetz der Polarität

Deshalb ist aus Sicht der spirituellen Philosophie das wichtigste Gesetz das der Polarität. Es geht davon aus, dass alles in Gegensatzpaaren auftritt. Physiker belegen, dass zu jedem Elektron ein Positron gehört, und die Traditionen wissen, dass Yin und Yang, Weibliches und Männliches, letztlich zusammengehören. Die deutende Medizin weiß, dass die Gegensätze sich näher sind, als allgemein angenommen. Abstinenzler und Alkoholiker teilen ihr Thema und beschäftigen sich ständig mit Alkohol, ähnliches gilt für Ketten- und Antiraucher. Verstopfte und Durchfallpatienten teilen ihre Angst im Hinblick auf Materie. Der Verstopfte kann nicht genug davon bekommen, der Durchfallpatient kann nichts mehr halten – aber beide haben auf ihre Art »Schiss«. Vor allem begegnet uns das Polaritätsgesetz in den Gegensätzen von erlöst und unerlöst.

Krankheit bietet eine unerlöste, oft auf die Ebene des Körperlichen gesunkene symbolische Darstellung des Problems. Unsere Aufgabe ist es, das Lebensprinzip ▸ **siehe ab Seite 14** darin zu erkennen und dessen erlöste Variante auf Bewusstseinsebene zu verwirklichen. Ein Urmuster, ein Archetyp wie Aggression etwa, ist nicht aus der Welt zu schaffen. Aber Krieg auf körperlicher Ebene, beispielsweise als Kampf zwischen Immunsystem und Erregern, lässt sich in mutiges, konfrontationsbereites Leben verwandeln. Genau darum geht es in diesem Fall.

## Das Gesetz der Resonanz

Die Krankheitsbilder-Deutung baut wesentlich auf dem Resonanzgesetz auf, dem zweitwichtigsten der Schicksalsgesetze, das davon ausgeht, dass wir nur Krankheitsbilder bekommen können, zu denen wir eine Affinität oder Resonanz haben. Schulmediziner sprechen vom »Locus minoris resistentiae«, dem Ort des geringsten Widerstands. Damit meinen sie die Schwachstelle des Organismus, wo wir besonders anfällig sind.
Das Resonanz- oder Analogiegesetz lässt sich auf die Kurzform bringen: *wie oben, so unten, wie innen, so außen.* So wird sein Spiegelcharakter deutlich. Wenn wir zum Beispiel sagen, Gähnen sei ansteckend, denken wir dabei keineswegs an Viren oder Bakterien, sondern eher an Resonanz. Wissenschaftler haben die entsprechenden Spiegelneuronen entdeckt, die in unserem Gehirn dafür sorgen, dass wir, wo immer möglich, Resonanz anstreben.

**Wie oben, so unten, wie innen, so außen: Das Spiegel- oder Resonanzgesetz ist eine wichtige Grundlage bei der Deutung von Krankheitsbildern.**

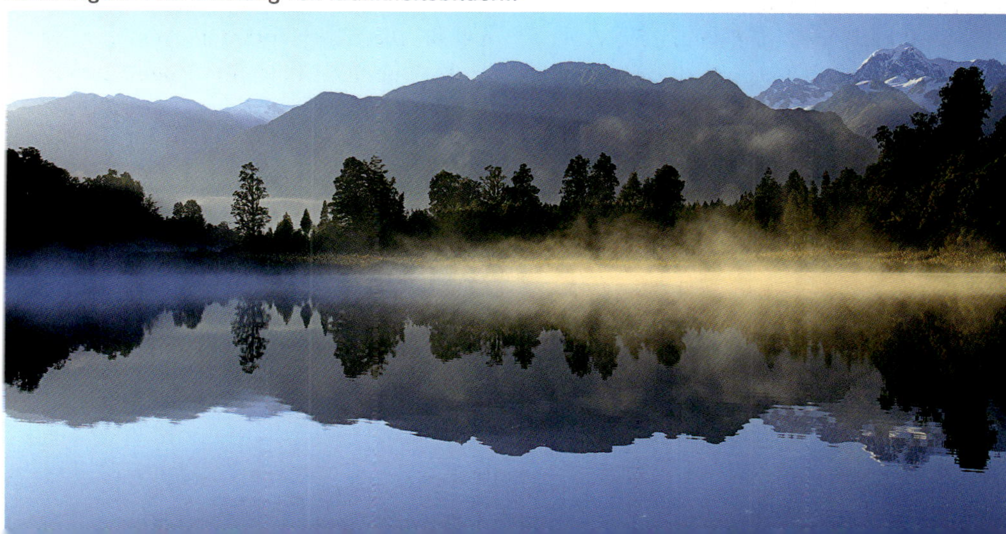

### Das Gesetz des Anfangs

Wie alles schon in seinem Beginn liegt, wusste Hermann Hesse: »Jedem Anfang wohnt ein Zauber inne« sind seine poetischen Worte dafür. Ärzte fragen selbstverständlich, wann eine Krankheit begonnen hat und wann die Symptome heute jeweils auftreten. Gleich am Anfang können wir noch am besten eingreifen und Elend, bevor es sich verfestigen kann, in Wachstum wandeln. Die Erfahrung »wehret den Anfängen« hat hier ihren Ursprung, wie auch die Redewendung »Morgenstund´ hat Gold im Mund«. Der Morgen und der Frühling bieten besondere Chancen. Insofern ist es wichtig, Symptome gleich zu Beginn wahr- und wichtig zu nehmen, ihre Bedeutung und eine Lösung zu finden, bevor ein Problem entsteht.

### Das Pars-pro-toto-Gesetz

Das vierte wichtige geistige Gesetz geht davon aus, dass in jedem Teil das Ganze steckt. Die Genetik hat es längst bestätigt und weiß, dass jede einzelne Zelle alle Information für den ganzen Menschen enthält. Und wir wissen natürlich aus Erfahrung, wenn ein Zehennagel vereitert ist, nützt der Hinweis auf neun gesunde wenig – der ganze Mensch fühlt sich krank. Die Naturheilkunde wendet dieses Gesetz schon lange an, indem sie etwa in der Reflexzonentherapie von der Fußsohle auf den ganzen Menschen schließt und ihn von dort auch therapiert. Ähnliches gilt für Ohrakupunktur, Augendiagnose und andere komplementäre Behandlungsmethoden ▸ **siehe Seite 19**.

## Die Lebensprinzipien

Wichtig bei der Deutung von Krankheitsbildern ist die Suche nach den darunterliegenden Lebensprinzipien. Diese begründen die Muster unseres Lebens und die Qualität unserer Lebensgestaltung, gerade auch im Hinblick auf die Gesundheit.

So sind die den Planeten zugeordneten Urprinzipien oder Archetypen ein uraltes System, das wir alle noch in den Namen der Wochentage, wie Montag für das Mondprinzip oder englisch Saturday für das Saturnprinzip des Samstags, erkennen können. Auch in Volksweisheiten und alten Sprüchen wie »Spinne am Morgen: Kummer und Sorgen« lassen sich die Urprinzipien wiederfinden: Die Spinne gehört zum Plutoprinzip, und da dieses schwierig zu bewältigen ist, wird sein Symbol am Morgen als schwierig und eben kummer- und sorgenträchtig eingeschätzt.

Das Ordnungssystem bezieht sich auf ideelle Wirkprinzipien, die so alt sind wie unsere Zeit. Wer vom Pechvogel und Unglücksraben zum Glückspilz und Glückskind wechseln will, ist auf dieses System ebenso angewiesen wie jene, die ihre Silvester- und alle anderen guten Vorsätze zum Funktionieren bringen wollen.

## Das Schicksalsprinzip

Was auf den ersten Blick so furchtbar ungerecht erscheint, folgt auf den zweiten Gesetzmäßigkeiten: Die »Schicksalsgesetze« stellen die eigentlichen Spielregeln unseres Lebens dar. Nichts scheint normal, das heißt gleichmäßig und gerecht verteilt, weder Glück noch Pech, weder Unfälle noch Geld. Wer etwas an dieser Verteilung für sich persönlich ändern möchte, sich beispielsweise von seinen Unfallserien verabschieden will, sollte sich mit dem zugrunde liegenden Urprinzip, in diesem Fall dem des Uranus, aussöhnen. Auf diese Weise gelingt es erfahrungsgemäß gut, sich auf die erlöstere Ebene eines Prinzips einzustellen und damit ungleich besser zu leben.
Eine ausführliche Darstellung der Schicksalsgesetze und der Ur- oder Lebensprinzipien bietet meine Buchtrilogie »Die Schicksalsgesetze – Spielregeln fürs Leben«, »Das Schattenprinzip« und »Lebensprinzipien«
▸ **siehe Seite 154.**

## Ordnung statt Chaos

Schon unsere Ahnen suchten nach einer Ordnung in der Vielfalt der Erscheinungsformen. Das ungeordnete Chaos machte ihnen Angst. Die Taoisten brachten in die für sie unüberschaubare Welt der 10 000 Dinge Ordnung, indem sie Yin und Yang, einen weiblichen und männlichen Pol, unterschieden. Und es braucht weitere Differenzierung, um eine halbwegs sinnvolle Ordnung herstellen zu können. So wurde Yin noch weiter in die beiden weiblichen Elemente Wasser und Erde untergliedert und das männliche Yang in Feuer und Luft.

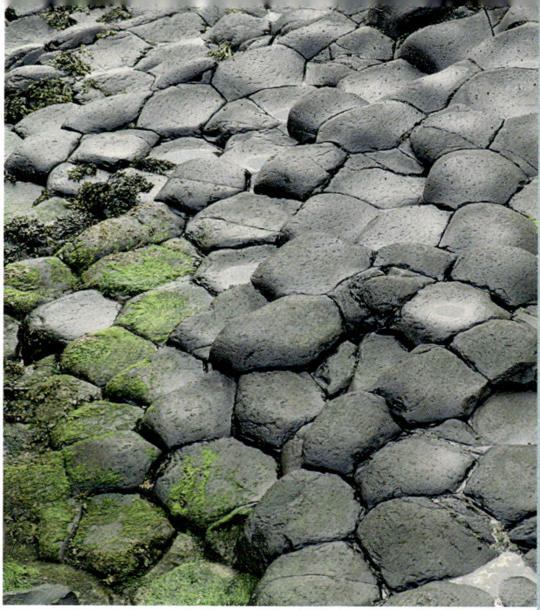

**Ordnungssysteme sollen seit Jahrtausenden das Chaos bändigen.**

## Die vier Elemente

Jedes der vier Elemente lässt sich zwanglos in drei Stufen einteilen:

- in die kardinale Anfangsphase, in der das Element besonders typisch ist, wie im Element Feuer das Lodern einer brennenden Scheune,
- in die mittlere oder fixe Stufe, in der das Element die größte Wirkung entfaltet, das entspricht dem Kachelofen, der das ganze Haus heizt, und

- in eine labile Endphase, in der sich das jeweilige Element schon wieder auflöst, das Feuer erlischt.

Das lodernd wilde und gefährliche Strohfeuer des Anfangs wird so dem kardinalen Aggressions- oder Marsprinzip (nach dem antiken Kriegsgott Mars) zugeteilt, das leuchtende Feuer der Sonne der mittleren oder fixen Phase und die innere Glut des jovischen Prinzips (nach dem obersten Gott Jupiter) der labilen Phase. So hat jedes der vier Elemente sein eigenes Trio an Entwicklungsstufen. Aus dieser Vierheit der Elemente Wasser, Erde, Feuer und Luft führt diese Unterteilung zu zwölf Urprinzipien oder Archetypen, mit denen sich in der Krankheitsbilder-Deutung gut arbeiten lässt.

## Die zwölf Archetypen

Mit den zwölf Lebens- oder Urprinzipien lässt sich die ganze Fülle der Erscheinungsformen einteilen, ganz analog, wie es Naturwissenschaftler mit dem Periodensystem der Elemente nach Mendelejew für die materielle Schöpfung machen. Auf diese Weise können wir alle Erscheinungen des Lebens auf die ihnen zugrunde liegenden Urprinzipien (siehe rechte Seite) zurückführen.

Jedes der zwölf Lebensprinzipien – die auch den Tierkreiszeichen entsprechen – lässt sich nach dem Polaritätsgesetz wieder in eine erlöste und eine unerlöste Ebene untergliedern. In Krankheitsbildern stoßen wir auf die unerlöste Form eines ins Unbewusste gesunkenen Urprinzips. Unsere Aufgabe ist es, sie in die erlöste Seite zu verwandeln und diese ins Leben zu integrieren.

So könnte jemand, der unter Autoaggressionssymptomen leidet, die eine Art in den Körper gesunkenen Bürgerkrieg symbolisieren, bei dem das Immunsystem sich Schlachten mit eigenem Gewebe liefert, im Bürgerkrieg die unerlöste Seite des Pluto- oder Autoaggressionsprinzips erkennen. Dessen erlöste Form besteht aus selbstlosem Einsatz, unglaublichem Mut, das eigene Leben einzusetzen, und einer bis zu den eigenen Grundfesten reichenden Wandlungs- und Umkehrfähigkeit. Gelingt es, diese wundervollen Aspekte des Plutoprinzips ins Leben zu integrieren, lässt sich selbst so ein dramatisches Problem lösen. Statt verdrängt ist es dann ins Leben integriert und der Organismus entlastet. In den meisten Krankheitsbildern vermischen sich allerdings mehrere der zwölf Prinzipien, was die Deutungsarbeit anspruchsvoller macht.

In der Rubrik »Die Sprache der Seele« finden Sie ab Seite 26 zahlreiche körperliche Symptome und Krankheiten entsprechend »übersetzt«, damit sie auf der seelischen Ebene bearbeitet und eingelöst werden können. Da Eigenblindheit dabei ein wichtiges Thema ist, können Gespräche über Symptomdeutungen mit guten Freunden oder Geschwistern sehr helfen. Dann heißt es aber nur zuzuhören und offen dafür zu sein, was die anderen zu sagen haben.

# DIE URPRINZIPIEN

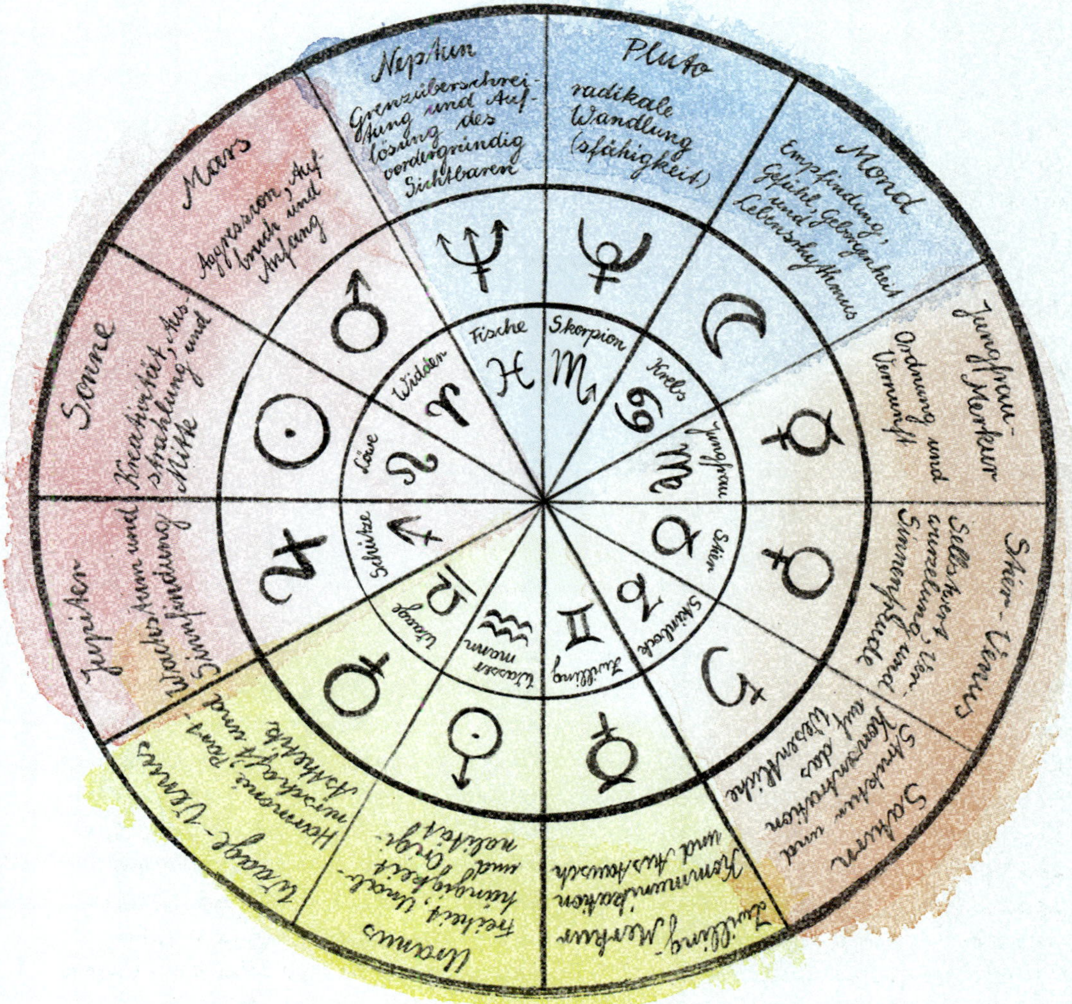

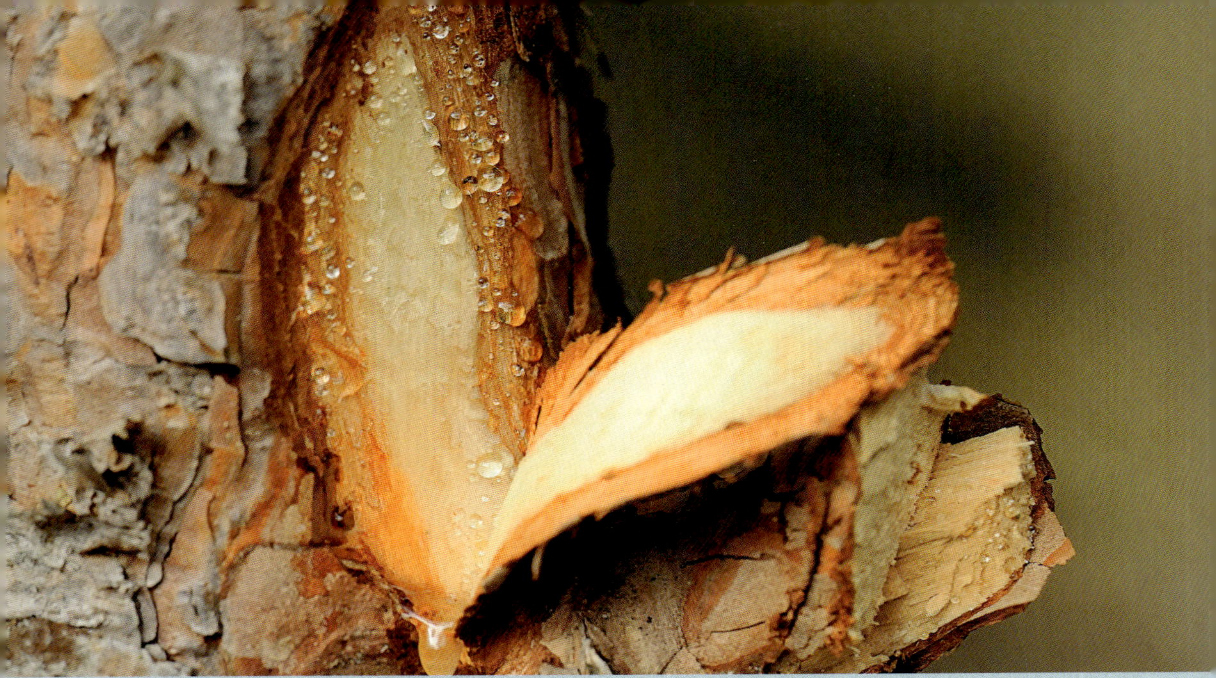

# SYMPTOME BEARBEITEN UND BEHANDELN

Wenn wir uns selbst die ärztliche Frage stellen: »Was fehlt mir?«, hält dieses Buch viele Antworten bereit. Wir dürfen dazu ganz einfach unsere eigene Symptomsprache, eine Spezialform der Körpersprache, nutzen und uns von ihr ansprechen lassen. Tatsächlich spricht ja nicht nur unser Körper mit uns, sondern auch unsere Sprache ist körperlich, wie so viele Ausdrücke zeigen: verstockt, hartnäckig, verbissen …

## Verantwortung übernehmen

Ist die symbolische Sprache einer Krankheit entschlüsselt, stellt sich die Frage, wie wir das Thema bearbeiten können. Dazu bekommen Sie ab Seite 26 zu allen Beschwerden eine Reihe von Vorschlägen, wie sich die jeweiligen Aufgaben auf der seelischen Ebene darstellen und welche Möglichkeiten es gibt, sie dort, an der richtigen Stelle, auf gesunde Art einzulösen. So übernehmen wir Eigenverantwortung und stellen uns den Aufgaben, die das Leben für uns bereithält. Denn dabei geht es keineswegs um Schuld – es ist nicht unsere Schuld, wenn wir krank werden –, sondern um Verantwortung, im Sinne von Antworten finden auf die Herausforderungen des Schicksals in Gestalt von Krankheitsbildern und Problemen. Verzichten wir auf Wertungen und Schuldprojektionen, können wir neue Schattenbildungen vermeiden und Verantwortung für uns und unser Leben sowie für das Leben im Allgemeinen übernehmen.

### Vorbeugung statt Früherkennung

Die Zeit, die wir uns zum Wachsen an Krankheitsbildern und ihren Aufgaben schenken, bekommen wir nach meinen Erfahrungen nicht nur zeitlich am Ende mit Zins zurück. Vielmehr verbessert sich dadurch die Lebensqualität so sehr, dass wir uns das wert sein könnten. Zudem bietet sich über die Krankheitsbilder-Deutung die beste Möglichkeit spezifischer Vorbeugung, die diesen Namen wirklich verdient. Echte Vorbeugung bedeutet, sich so zu verhalten, dass das Krankheitsbild gar nicht erst entsteht. In der Schulmedizin laufen unter dem Begriff der »Vorbeugung« verschiedene Maßnahmen der Früherkennung. Diese haben mit echter Vorbeugung allerdings nichts zu tun, obwohl sie selbstverständlich immer noch besser sind als Späterkennung.

## Unterstützende Maßnahmen

Zudem sind generelle, unspezifische Vorbeugungsmaßnahmen wichtig. Sie betreffen vor allem den Lebensstil, unsere Ernährung, die körperliche Bewegung, Schlaf sowie ausreichende Erholungsphasen. Sie finden sich neben anderen Therapie- und Vorsorgeempfehlungen unter der Rubrik »Ganzheitliche Maßnahmen«. Je nach Beschwerde können diese sehr unterschiedlich aussehen, von Schmerzlinderung bis Bewegungstherapien, von Ernährungsumstellung bis Meditation kann vieles helfen. Wichtig ist, von Anfang an beide Seiten in eine Behandlung einzubeziehen, um Seele und Körper wieder zusammenzubringen. Aus Sicht von »Krankheit als Chance« haben dabei sowohl die Schulmedizin als auch die komplementären (ergänzenden) Methoden ihre Berechtigung. Die Deutung der Krankheitsbilder erfüllt hier eine wichtige Brückenfunktion, kann sie doch ganz selbstverständlich mit beiden Richtungen kombiniert werden und schließt keine Behandlungsform prinzipiell aus. Deshalb finden Sie ab Seite 26 bei jeder Symptomatik eine Reihe von geeigneten Vorschlägen und ab Seite 154 empfehlenswerte Bücher, Links und CDs, die Ihnen bei Bedarf weiterhelfen können.

### Ernährung

Viele Krankheitsbilder können mit einer Ernährungsumstellung oder speziellen Diäten deutlich gebessert werden. Manchmal hilft zum Beispiel eine wärmende Ernährung im Sinne der Traditionellen Chinesischen Medizin (TCM). In einem anderen Fall kann Heilfasten einen wichtigen Beitrag zum Gesundwerden leisten.

## Peace-Food

Mein persönlicher Favorit ist die vegane Ernährung. Mir ist sonst keine Maßnahme bekannt, einschließlich Fasten, das ich seit 40 Jahren kenne, schätze und anwende, mit der sich so leicht, so viel bewegen lässt – und zwar nicht nur im Hinblick auf die eigene Gesundheit (siehe Kasten).
Die Aspekte Gefährlichkeit, Schädlichkeit und Giftigkeit betreffen nach vielfach abgesicherten und wissenschaftlich bestätigten Erkenntnissen generell Tierprotein und hier am heftigsten Milch(produkte). Damit erhöhen wir völlig unnötig unser Risiko auf Herzprobleme und Krebs, besonders Brust- und Prostatakrebs. Tierprotein fördert aber auch das ganze Heer der Zivilisationskrankheiten von Allergien bis Rheuma, von Alzheimer bis Demenz sowie beiderlei Diabetes. Genaueres erfahren Sie in den »Peace-Food«-Büchern ▸ **siehe Seite 154**, die erklären und nachfühlen beziehungsweise nachschmecken lassen, warum ich in meinem bisherigen Leben nie so gut gegessen habe wie in den vergangenen Jahren mit »Peace-Food«. Es geht tatsächlich nicht um Verzicht, sondern um leichtes, unbeschwertes Genießen und nebenbei um unspezifische Vorbeugung in vielerlei Hinsicht.

### INFO

**MENSCH UND TIER ZULIEBE**

Wir können mit veganer Ernährung auch humanitär mehr verändern als mit anderen gut gemeinten Aktionen, denn im Augenblick fressen die Tiere der Reichen – also unsere – die Nahrung der Armen (Getreide und Soja) in den Hungerländern. Ökologisch gibt es keine auch nur annähernd vergleichbar nachhaltige Maßnahme, von Tierethik ganz zu schweigen.

## Bewegung

Der Körper braucht Bewegung – und die Seele auch. Deshalb ist ein moderates Herz-Kreislauf-Training etwa beim Laufen, Walking oder Bergwandern eine gute Vorbeugung. Zudem gibt es viele Bewegungsarten, die sich zum Lösen von Spannungen eignen und tief gehende Wirkung entfalten können. Dazu zählen Tai Chi, Chi Gong (Qigong), Chi-Yoga, Feldenkrais, Aqua-e-motion (Tiefenentspannung und Bewegung im warmen Wasser), fernöstliche Kampfkünste, brasilianische Capoeira (eine Mischung aus Kampf und Tanz), Dynamische Meditation nach Osho. Im Serviceteil ab

Seite 154 finden Sie empfehlenswerte Bücher und Links zu den einzelnen Themen.

## Kneipp-Therapie

Ob Wechselduschen, Wassergüsse oder Wassertreten, ob Vollwerternährung oder pflanzliche Arzneimittel – »Kneippen« hat nichts von seiner Aktualität eingebüßt und kann viele Symptome lindern und Heilungsprozesse unterstützen ▸ **siehe Seite 156**.

## Alternative Heilkunden

Neben der Schulmedizin gibt es noch weitere Medizinsysteme wie das indisch-ayurvedische oder die Traditionelle Chinesische Medizin (TCM). Sie bilden mit ihren ganzheitlichen Ansätzen echte Alternativen zur herkömmlichen Medizin.
Die Anzahl ergänzender Therapieformen ist mittlerweile enorm hoch. Einige empfehle ich Ihnen zur Unterstützung von Heilungsprozessen, etwa die Naturheilkunde, die mit pflanzlichen Mitteln (Phytotherapeutika) Heilungsprozesse unterstützt.
Die Eigenurin-Therapie nutzt den eigenen Urin, das »Seelenabwasser«, zum Stillen von Juckreiz, zum Austrocknen oder zum Desinfizieren. So sollten Jungen früherer Generationen auf ihre aufgeschürften Knie urinieren, damit diese schneller heilen. Keine Sorge, in vielen dermatologischen Mitteln ist auch Harnstoff enthalten – und warum sollte fremder oder künstlicher besser wirken als der eigene?
Der verbundene Atem aktiviert die Selbstheilungskräfte, dient der ganzheitlichen Selbsterfahrung und fördert die Vitalität und Lebensfreude.
Ich werde Ihnen bei den einzelnen Symptomen noch weitere Therapieformen vorschlagen, die hier nicht im Einzelnen aufgeführt werden können, etwa Methoden des Händeauflegens wie Reiki oder Deeksha. Zu allen erwähnten Methoden finden Sie ebenfalls weiterführende Literatur, Adressen und Links ab Seite 154.

## Homöopathie

Einen Gegenpol zur herkömmlichen Medizin bildet die Homöopathie. Sie funktioniert nach demselben Prinzip wie die Krankheitsbilder-Deutung, indem sie Symptome nicht unterdrückt, sondern mit ihnen arbeitet und an ihnen wachsen lässt. Statt also Krankheitsbilder mit Gegenmitteln zu bekämpfen, wie es die Schulmedizin lehrt, setzen die homöopathischen Richtungen auf die Unterstützung der Selbstheilungskräfte des Patienten. Dafür wird ihm ein ähnliches Mittel gegeben, das die Lebenskraft bei der Auseinandersetzung mit der Symptomatik stärkt und so deren Integration ermöglicht. Für einige Symptome haben sich bestimmte homöopathische Mittel bewährt. Diese finden Sie ebenfalls bei den »Ganzheitlichen Maßnahmen«. Als Dosierung empfehle ich Ihnen eine einmalige Einnahme von 3–5 Globuli oder Tropfen einer C30-Potenz, das ist

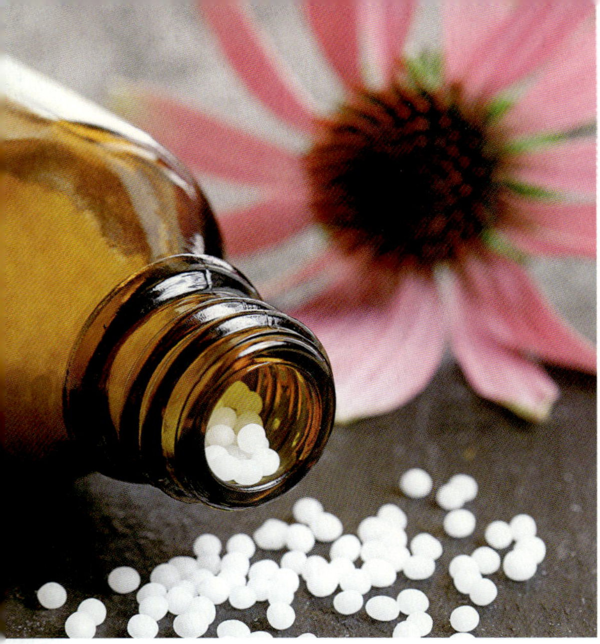
Die Homöopathie unterstützt die Selbstheilungskräfte des Menschen.

für die Selbstbehandlung am einfachsten. Die Homöopathie kennt auch die sogenannte Konstitutionsbehandlung, bei der ein geeignetes Mittel für eine Person gesucht und angewendet wird. Gerade bei chronischen Erkrankungen hat sich diese Methode sehr bewährt, weil sie die Lebens- und die Selbstheilungskräfte stärkt. Eine Konstitutionsbehandlung gehört in die Hand eines erfahrenen Homöopathen, da die Mittelfindung eine sehr komplexe Angelegenheit ist.

## Meditation

Das Leben sollte rhythmisch zwischen Anspannung und Entspannung wechseln. Bei den meisten Menschen in den westlichen Ländern überwiegt der *spannende* Teil, bedingt durch ein hektisches, lautes Leben und Stress im Beruf. Deshalb sind Entspannungstechniken aller Art wichtige Hilfsmittel, um zur Ruhe zu kommen und Stresssymptomen vorzubeugen. Oft genügt auch eine bewusste Entspannung, etwa bei einem Mittagsschlaf oder in der Badewanne.
Eine weit darüber hinausgehende Methode bilden geführte Meditationen, die auch in unserer Kultur eine lange Tradition haben und von der Psychoneuroimmunologie für die westliche Medizin gerade neu entdeckt werden. Sie empfehlen sich parallel zur intellektuellen Bearbeitung der anstehenden Lernaufgaben. Dabei sind sie als Schritte in die Welt der eigenen inneren Seelen-Bilder-Welten oft genauso wichtig oder sogar wichtiger als intellektuelles Verständnis.
Insofern bieten geführte Meditationen eine ideale Hilfe, die die andere, genauso wichtige Seite unseres Seins, die archetypisch weibliche, ins Spiel des Lebens bringt. Sie werden auch als Fantasiereisen oder Reisen nach innen, wie ich viele auf CD gesprochen habe, bezeichnet ▸ **siehe Seite 155**. Wenn es keine spezielle Meditations-CD für das eigene Krankheitsbild gibt, kann das CD-Programm »Selbstheilung« weiterhelfen, das für unspezifische oder allgemeine Krankheitsbilder entwickelt wurde und dabei hilft, seine eigene individuelle Diagnose zu finden. CD-Reisen wie »Der innere Arzt« oder

»Heilungsrituale« können zusätzlich den Weg zu Heilungserlebnissen ebnen.

## Psychotherapie

Nicht immer kann es gelingen, uns selbst zu helfen. Das liegt nicht nur an der Eigenblindheit, die uns oft einen ehrlichen Blick auf uns selbst verstellt. Es gibt auch komplexe Krankheitsbilder und verfahrene Situationen, in denen wir uns helfen lassen müssen. Zeichnet sich ein Weiterkommen ohne fremde Hilfe nicht ab oder ist das Krankheitsbild zu bedrohlich, gibt es immer auch die Möglichkeit von Psychotherapie. Mir hat sich die »Krankheitsbildertherapie« am besten bewährt. Sie arbeitet mit dem Handwerkszeug der Schattentherapie wie Regressionen und Atemübungen und ist meist in ein bis zwei Wochen zu bewältigen. Bei großen Krankheitsbildern empfiehlt es sich aber, sich 40 Stunden, also vier Wochen oder einen ganzen Mond, Zeit zu nehmen, wie es im Heil-Kunde-Zentrum angeboten wird ▸ **siehe Seite 155**.

TIPP

### DAS EIGENE PROFIL

Eine besondere Hilfe bietet sich heute auch vonseiten des Internets. Unter www.mymedworld.cc sind die Deutungen des großen Krankheitsbilder-Lexikons »Krankheit als Symbol« so aufbereitet, dass sich daraus eine eigene Krankheitsbilder-Akte anlegen lässt. Tatsächlich macht es viel Sinn, all seine Krankheitsbilder – auch die weit zurückliegenden – durchzugehen und auf darin enthaltene Lernaufgaben durchzuchecken. Ein Computer kann daraus im Handumdrehen das beteiligte Lebensprinzipien-Muster, aber auch die im Spiel befindlichen Elemente und die Verteilung auf die beiden Yin- und Yang-Pole ausrechnen. So lässt sich rasch erfahren, ob die eigenen Defizite mehr auf der weiblichen Yin- oder der männlichen Yang-Seite liegen. Der Computer errechnet das in Sekunden, indem er prüft, ob die Mehrheit der eingegebenen Symptome auf der linken oder auf der rechten Körperseite, ob sie oben oder unten, vorne oder hinten zu finden sind. Genauso rasch kann er die Elemente angeben, bei denen es noch Probleme beziehungsweise Lernbedarf gibt. Und schließlich ermittelt der Computer eine Hierarchie der Lebensprinzipien, die unter dem Strich und bei allen eingegebenen Krankheitsbildern am meisten Schwierigkeiten bereiten.

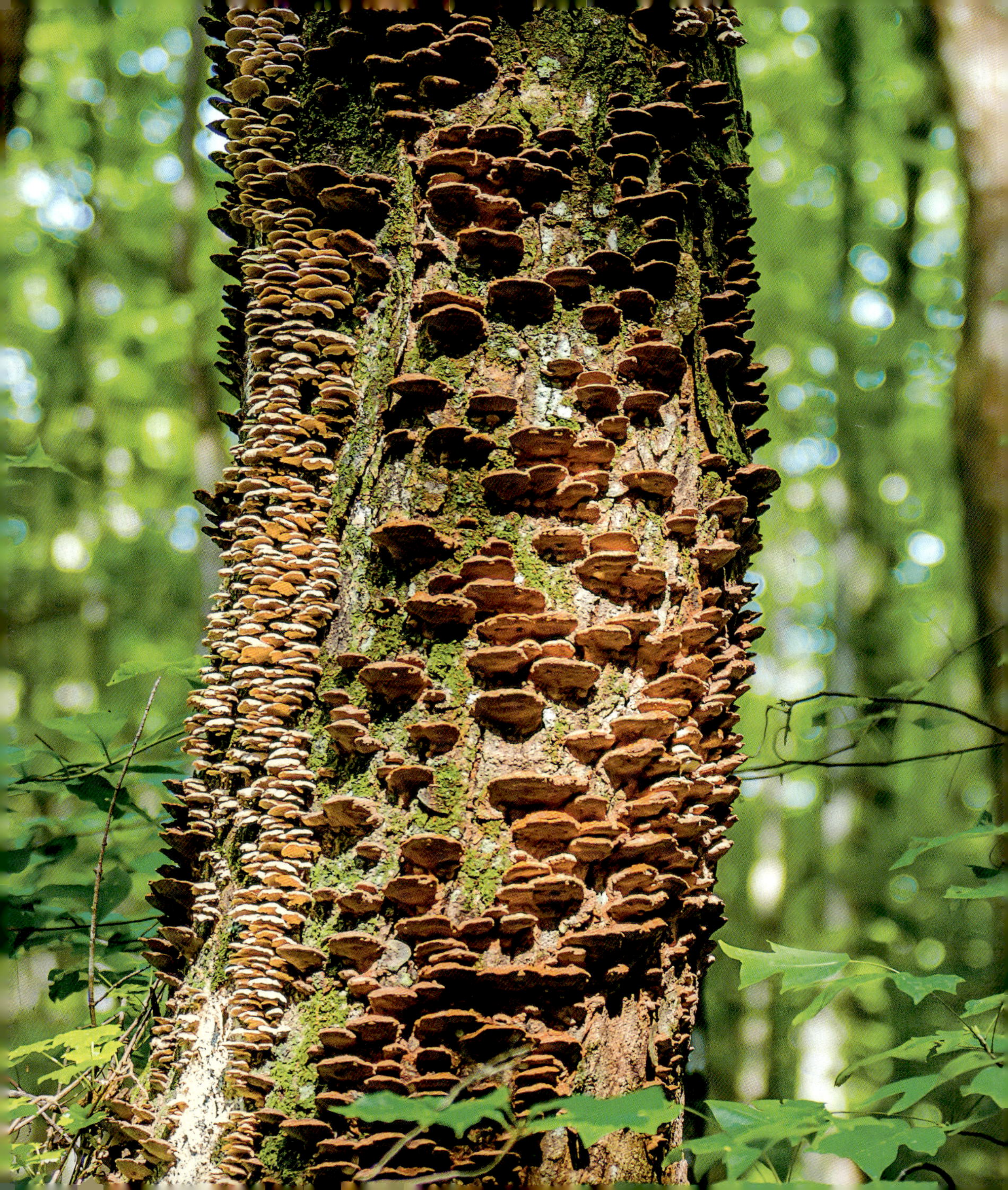

# KRANKHEITSBILDER RICHTIG DEUTEN

DIE SYSTEMATISCHE DEUTUNG DER SYMPTOME, IHRE KERNAUSSAGEN, BOTSCHAFTEN UND LERNAUFGABEN, KÖNNEN DENJENIGEN, DIE BEREIT SIND, VON IHREN KRANKHEITSBILDERN ZU LERNEN, NEUE WEGE DER HEILUNG AUFZEIGEN.

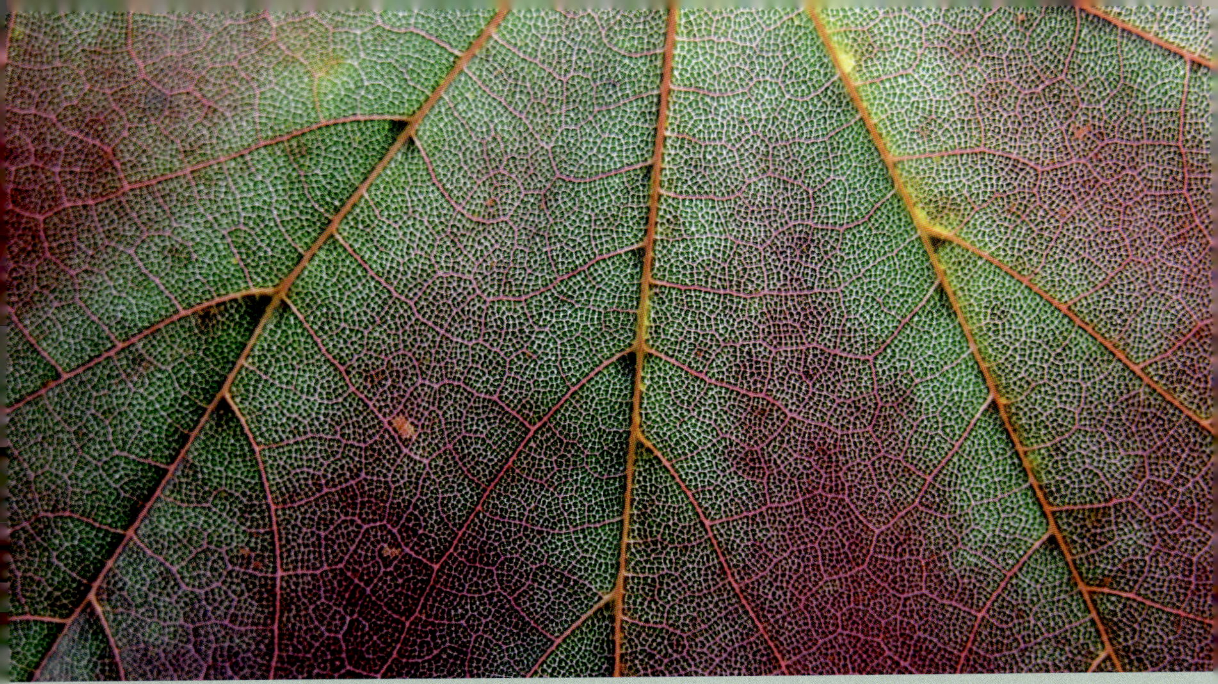

# BESCHWERDEN VON A BIS Z

Auf den folgenden Seiten finden Sie über 50 der häufigsten körperlichen Symptome und Krankheitsbilder – zur schnellen und sicheren Orientierung sind sie in alphabetischer Reihenfolge angeordnet. Das entspricht zwar nicht der Körperlogik oder inhaltlichen Gesichtspunkten, dafür erlaubt es aber die schnellste Auffindung.
Natürlich können hier nicht sämtliche Krankheitsbilder und Symptome gedeutet werden, sondern nur eine, wenn auch wesentliche Auswahl der wichtigsten Beschwerden. Sollte Ihre Suche erfolglos sein, steht Ihnen ab Seite 157 ein umfangreiches Register zur Verfügung, das Ihnen weiterhelfen kann. Finden Sie auch hier Symptome und Krankheitsbilder nicht, stehen diese entweder im Nachschlagewerk »Krankheit als Symbol«, auf www.mymedworld.cc im Internet oder in der App »SymSym«.

## Verschiedene Aspekte

Um Ihnen einen einfachen Zugriff und möglichst umfangreiche Informationen zu jedem Krankheitsbild zu ermöglichen, sind alle Beschwerden nach demselben Schema aufgebaut, das unterschiedliche Gesichtspunkte beleuchtet. Das soll Ihnen helfen, ein Symptom oder Krankheitsbild möglichst genau zu verstehen, es zu deuten und sich mit ihm auseinanderzusetzen. Um das so anschaulich wie möglich zu machen, wähle ich bisweilen eine sehr direkte, unverblümte Sprache. Diese soll keinesfalls verletzen, sondern dabei helfen, den Tatsachen ins Auge zu schauen. Denn nur so können Erkenntnis und Einsicht – und damit Wandel und Heilung – stattfinden.

### Wichtige Schlagworte

Direkt unter dem jeweiligen Symptom oder Krankheitsbild finden Sie pointierte Redewendungen, die das Thema der jeweiligen Krankheit oder Symptomatik kurz umreißen und schlagwortartig kennzeichnen.

### »Die Sprache der Seele«

In dieser Rubrik wird erläutert, welche psychischen Aspekte der Krankheit zugrunde liegen. Es werden nicht alle Möglichkeiten gleichermaßen auf Sie zutreffen. Trotzdem sollten Sie sich auch mit den Aspekten beschäftigen, die Ihnen auf den ersten Blick vielleicht abwegig erscheinen.

### »Schlüsselfragen«

Hier finden Sie verschiedene Fragen, die Ihnen bei der persönlichen Einordnung weiterhelfen können und unterschiedliche Aspekte beleuchten.

### »Sonderfall«

In diesen Kästen wird auf besondere Aspekte oder spezielle Symptomatiken innerhalb eines Krankheitsbildes eingegangen.

### »Das Thema bearbeiten«

Wie Sie aktiv mit dem jeweiligen Thema umgehen, welche Maßnahmen und Veränderungen Sie einleiten können, um den Heilungsprozess voranzubringen, ist in dieser Rubrik beschrieben.

### »Ganzheitliche Maßnahmen«

Schließlich erfahren Sie noch, was Ihnen zusätzlich helfen kann, um Ihre Symptome zu behandeln und zu lindern.

INFO

**DIE THEMEN VERTIEFEN**

Um mehr über ein Krankheitsbild und seine Bedeutung zu erfahren, finden Sie Hinweise auf weiterführende Literatur. Die empfohlenen Bücher, CDs, Adressen und Internetseiten sind im Serviceteil ab Seite 154 aufgeführt.

# ABSZESS

**Energiestau mit Explosionsgefahr • Drucksituation: auf einem Pulverfass sitzen • Abgekapselter Konfliktstoff • Umschriebenes Aggressionsproblem**

## Die Sprache der Seele

Körperlich ist ein Abszess eine Eiteransammlung, die das umliegende Gewebe unter erheblichen Druck setzt und so heftige Schmerzen und damit Hilfeschreie des Gewebes auslöst und es manchmal sogar einschmilzt. Dieser Grenzkonflikt bildet den Durchbruchversuch von innerer – seelisch nicht geäußerter – Energie nach außen ab. Die jeweilige Region verrät die Ebene des Konfliktgeschehens. Betroffene haben spürbare Probleme, gestauten seelischen Konfliktstoff auszudrücken und zu Bewusstsein kommen zu lassen, wobei die Gefahr einer Explosion besteht. Dabei drängt das Thema von innen heraus an die Oberfläche und will die Hautgrenze nach draußen überschreiten, um sich zu entladen und zu erleichtern.

Bei einem heißen Abszess spielt mehr Aggression und Feuerenergie mit. Die Situation ist akuter und energiegeladener, mit heißer Wut und Verzweiflung, sie drängt auch stärker zur Explosion. Ein kalter Abszess dreht sich eher um (kalte) abgekapselte, ja abgespaltene Wut, bei der schon Resignation und Enttäuschung mitschwingen. Die Situation ist vergleichsweise energiearm mit der Gefahr einer endgültigen Abkapselung ohne Entladungs- und Lösungsmöglichkeit.

Eine Häufung von Abszessen zeigt geballte Konflikte in der entsprechenden Region.

### SCHLÜSSELFRAGEN

- **Welcher Konfliktstoff hat sich da bei mir abgekapselt und drängt schmerzhaft ins Bewusstsein?**
- **Was will ich nicht heraus- und ans Licht der Wahrheit lassen?**
- **Wo bin ich kurz davor zu explodieren?**
- **Welches Thema schreit nach Entlastung und Lösung?**

## Das Thema bearbeiten

Die Lernaufgabe lautet, sich mit den eigenen Konflikten bewusst zu kon*front*ieren sowie die entsprechende Aggressionsenergie auf erlöste Weise auszudrücken und am Leben

## SONDERFALL

### ANALABSZESS

**Der Anus symbolisiert Ein- und Ausgang zur Unterwelt und der entsprechende Abszess einen dunklen, mit der Unterwelt zusammenhängenden Konflikt, der in diesem heiklen Bereich die Grenze zur Außenwelt durchbricht. Explosive Schattenaspekte suchen Auswege ins Bewusstsein und »reißen den Betroffenen den Hintern auf«.**

zu beteiligen. Gefragt ist eine mutige Konfliktbewältigung bis hin zu Grenzüberschreitungen, oft auch auf heiklen Ebenen. Gedankliche Durchbrüche statt körperliche Ausbrüche stehen an. Jeder Durchbruch über Bewusstseinsgrenzen bringt Entlastung und Explosionen sind besser als Implosionen (wenn sich Eiter in innere Höhlen ergießt und Konflikte in Gestalt von faulen Kompromissen chronisch werden). Wo Bewusstseinsgrenzen statt Hautgrenzen überschritten werden, ist das zwar auch schmerzhaft, bringt einen aber weiter.
Ins Lernprogramm gehören neben mutiger Konfliktbewältigung auch offensive Entscheidungen. Die bisherigen Grenzen und Barrieren infrage zu stellen und sie womöglich zu überschreiten, kann Erlösung bringen. Um das Pulverfass, auf dem man sitzt, kontrolliert explodieren zu lassen, helfen die Entwicklung von Streitkultur und das Austragen von Auseinandersetzungen. Es gilt, den Vulkan zu spüren, der in einem brodelt, und die Themen abfließen zu lassen. Was hinauswill, muss auch hinaus und kann zuerst auf der Bilderebene in Gestalt geführter Meditationen ▸ **siehe Seite 22** entlassen werden.

## Ganzheitliche Maßnahmen

- Zum kontrollierten Ablassen von Aggressionen: leidenschaftliches Üben von östlichen Kampfkünsten, aber auch westliches Boxen, Schreiübungen, aggressives Tanzen wie etwa Capoeira oder die Dynamische Meditation nach Osho ▸ **siehe Seite 156**
- Homöopathie: Myristica sebifera (das »homöopathische Skalpell«) C30, einmal 3–5 Globuli
- Warme Zwiebelauflage: eine halbe zerkleinerte Zwiebel erwärmen, in ein Stofftuch einschlagen und auf den Abszess legen

> »Statt unbewusstes Brodeln in der Tiefe lieber den Tanz auf dem Vulkan wagen: besser ex- als implodieren.«

# ABWEHRSCHWÄCHE

**Die Verteidigung liegt darnieder • Wehrlosigkeit gegenüber der Erregerwelt • Ausgeliefertsein • Immunschwäche ist ein Aggressionsproblem • Körperlich offen wie ein Scheunentor, seelisch verschlossen**

## Die Sprache der Seele

Ist die Abwehr geschwächt, dann ist der Organismus für die verschiedensten Erreger offen und ihnen ausgeliefert, statt sich von den Herausforderungen des Lebens erregen zu lassen. Es findet eine übertriebene Abwehr auf Bewusstseinsebene statt, etwa durch stures Sichverschließen gegenüber allem Neuen und Aufregenden. Dadurch wird der Körper gezwungen, stellvertretend die notwendige Offenheit zu leben und statt herausfordernder Bewusstseinsinhalte potenziell gefährliche Erreger einzulassen.
Eine geschwächte Abwehr signalisiert, dass alle Einladungen des Lebens, an ihm teilzuhaben, abgelehnt werden. Statt sich innerlich mit dem Herzen zu öffnen, wird eine äußere körperliche Offenheit demonstriert, die das Immunsystem überfordert.
Man kann sich seiner Haut nicht wehren gegenüber den Zumutungen des Lebens im übertragenen Sinn. Dadurch werden die Auseinandersetzungen auf die konkrete Körperebene verlegt und hier die im Bewusstsein verweigerten Kämpfe aufgeführt.

### SCHLÜSSELFRAGEN

- Wieso verschließe ich mich gegenüber dem Leben und seinen Herausforderungen?
- Warum bin ich so verschlossen und ziehe mich wie eine Schildkröte ständig in mich selbst zurück?
- Wieso habe ich nicht gelernt, mich meiner Haut zu wehren? Wo kann ich es jetzt lernen?
- Wie könnte ich im übertragenen Sinn schlagfertiger und wehrhafter werden?

## Das Thema bearbeiten

Je stärker die seelische Abwehr ist, desto schwächer ist die körperliche. Wer also den Körper schützen will, muss die seelische Abwehr abbauen und sich dem Leben öffnen. Statt den Körper zum Schlachtfeld werden zu lassen, gilt es, die anstehenden Auseinandersetzungen auf Bewusstseins- und Gesellschaftsebene zu wagen und Konflikte auszutragen, statt sie zu vermeiden. Wer Neues annimmt und Bewusstseinsimpulse bereitwillig einlässt, auf überzogene Abwehrmaßnahmen auf geistig-seelischer Ebene verzichtet und durchlässiger und offener wird, stärkt sein Immunsystem.

Es gilt, die Egogrenzen zu öffnen für das Du und die anderen. Wer sich auf andere einlässt und sie zu sich einlassen kann – mit der Tendenz zur Integration und Einswerdung –, stärkt ebenfalls seine Abwehr. Seelische Offenheit gedeiht natürlich auf dem Boden wachsender Stärke besser, insofern sind eine Zunahme an Schlagfertigkeit und Reaktionsbereitschaft gute Entwicklungshelfer. Sie erlauben, alles an seinem Ort zu leben: die Offenheit, soweit möglich, im Bewusstsein, die Abwehr im Körper. Bewusstwerdung und Bewusstseinsentwicklung werden so zur besten seelischen Verteidigung. Diese ermöglicht es, Wandlung in neue Richtungen zu riskieren, Altes, Überlebtes, Routine und Gewohnheiten zu opfern, Reifungsschritte und Entwicklungssprünge zuzulassen und sich schließlich mit dem Leben auszusöhnen.

Wer erkennt, dass wir als Menschen grundsätzlich in die Auseinandersetzung gestellt sind und Konflikte einfach dazugehören, kann mutiger leben und Auseinandersetzungen annehmen bis hin zur größten Offenheit in der Feindesliebe.

## Ganzheitliche Maßnahmen

- Sich auf körperlicher Ebene gegen Lebensfeindliches zur Wehr setzen durch abwehrsteigernde, abhärtende Exerzitien wie die Kaltwasseranwendungen von Kneipp bis hin zum Eisschwimmen
- Mutige Liebesfeste, die den Akt des (sich) Einlassens rituell üben
- Um sich mit dem Aggressionsprinzip auszusöhnen und Lebensmut und Entscheidungsfähigkeit zu entwickeln, eignet sich die CD 1 des Sets »Lebensprinzipien«
- Bewegung und Sport, die die Muskeln fordern und fördern
- Hingebungsvolles Kauen als Essensritual
- Frisches, vitaminreiches, pflanzlich vollwertiges Essen, möglicherweise Rohkost

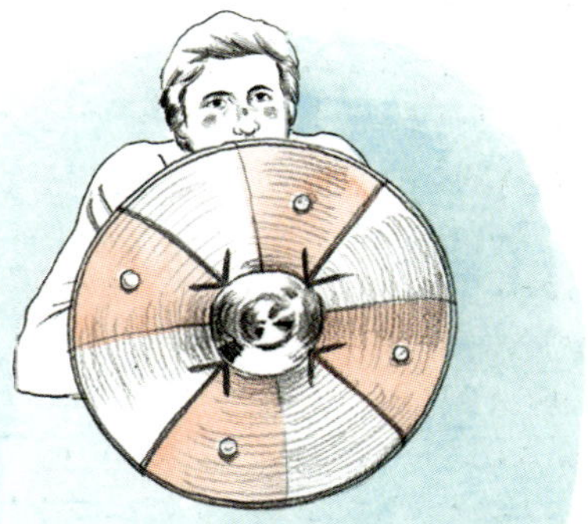

»Krieg und Frieden sind die beiden Seiten einer Medaille.«

# ALLERGIE

**Kampf gegen Windmühlenflügel voller starker unbewusster Aggressivität • Geblockte Vitalität • Ungelebte Aggression, die sich gegen Symbole richtet • Machtspiele**

## Die Sprache der Seele

Der Körper reagiert ohne zeitliche Verzögerung auf Allergene, weil die Waffenkammern des Organismus bereits randvoll sind. Er ist bis an die Zähne bewaffnet und nimmt jeden Kontakt mit dem lediglich symbolisch gefährlichen Allergen zum Kriegsanlass. Kriegsschauplätze sind die beiden Kontaktorgane (Schleim-)Haut und Lunge.

Allergie ist – wie der Ausdruck »gegen jemanden oder etwas allergisch sein« schon verrät – Zeichen von Widerstand und Abwehr. Ein symbolisch für das eigene Unbewusste relevanter Teil der Welt wird abgelehnt und massiv unter großem Einsatz der eigenen Immunabwehr bekämpft. So drückt die Allergie eine Absage, ein Nein aus, das ihr Träger meist nicht zu sagen wagt. Seine Intoleranz und gereizte Überreaktion wird an den jeweiligen Allergenen über deren Symbolik *deutlich*.

Im Allergen wird Angstmachendes bekämpft, etwa Lebendigkeit wie im Frühling mit seinem Millionenheer spitzer Knospen und Keime, ausschlagender Bäume und schießendem Salat. Über die Vermeidung von Allergenen lassen sich Machtspiele inszenieren und so wenigstens einige Aggressionen – wenn auch unerlöst – ausdrücken.

Die betroffenen Kommunikationsorgane verdeutlichen die Ebene des Problems. Die (Schleim-)Haut ist Grenze, aber auch Kon-

### SCHLÜSSELFRAGEN

- **Wieso kann ich nicht zu meiner Aggression stehen, sondern lasse sie Stellvertreterkriege im Körper führen?**
- **Vor welchen wichtigen Lebensthemen habe ich solche Angst, dass ich sie meide und allergisch bekämpfe?**
- **Was können mir meine Allergene über meine Angstthemen sagen?**
- **Wie steht es um meine Integrationsfähigkeiten?**
- **Nutze ich meine Allergie zur Manipulation oder gar Terrorisierung meiner Umgebung?**

taktorgan und so Schauplatz von Sinnlichkeit. Bei der Nase kommen symbolisch noch Macht und Sexualität hinzu, für Allergiker *anrüchige* Themen werden hier akut. Die Lunge verkörpert distanziertere Kommunikations- und Kontaktmomente, aber auch das Thema Freiheit. Hier verkörpern sich Themen, an denen man *ersticken* kann. Im Verdauungssystem wird symbolisch Unverdauliches bekriegt.

## Allergene in ihrer Bedeutung

Allergene, also die Auslöser von Allergien, symbolisieren in der Regel Lebendigkeit oder Schmutz in einer Form, die Betroffene nicht akzeptieren. Sie lassen sich in zwei Gruppen unterteilen.

### Erotisch-sinnlich »Schmutziges«

**Tierhaare** sind Ausdruck für die Angst vor Liebe mit animalischem, sexuellem Touch. Fell steht für das Animalische, Kuschelige, Weiche, Warme.

*Katzen(haare)* verraten Erotik in der *Schmusekatze* und dem *süßen Kätzchen* mit aggressivem Einschlag, wenn die Katze einmal die Krallen zeigt und sich als Raubkatze gebärdet. Bei *Hunde(haare)n* geht es mehr um Angriffslustiges (Bellen), bei *Pferde(haare)n* ist das Triebhafte angesprochen.

**Blütenpollen und Samen** sind gleichsam »pflanzliche Spermien« und stehen so für Fruchtbarkeit, Sexualität, Triebe und Liebe.

**Nüsse** symbolisieren Fruchtbarkeit, aber auch schwierige, schwer zu knackende Probleme – eine »harte Nuss«.

**Früchte** sind natürlich primär Samen, sie stehen aber auch für die verbotene, reizvolle Frucht jenseits des eigenen Zauns. Der Ausdruck »So ein Früchtchen« meint ein reizendes weibliches Wesen.

- *Kirschen* hängen immer in trauter Zweisamkeit und in verräterischer Gestalt am Baum – und nicht selten »in Nachbars Garten«.
- Der *Apfel* ist schon seit Adam und Eva das Symbol der Versuchung schlechthin.
- Die *Banane* ist von ihrer Gestalt eine phallische Frucht, zerdrückt ist sie klebrig, matschig und schleimig.
- *Pfirsiche* symbolisieren anziehende Pfirsichhaut, aber auch den erotisch anmachenden Pfirsich-Po.
- *Erdbeeren* sind pralle, reife, saftig verführerische rote Früchte.

Bei **Insektenstichen** ist das Eindringen eines phallischen Stachels, der etwas Giftiges einspritzt, das einen anschwellen lässt, schon hochverdächtig. Hinzu kommen emotionale Stiche(leien).

### Vordergründig Schmutziges und Unwertes

**Hausstaub** ist als Kot der Hausstaubmilben das Unsaubere und Unreine, zugleich auch das Gewöhnliche des Alltagsdrecks. Er findet sich als Allergen oft bei Menschen, die höher hinauswollen und sich zu Höherem berufen fühlen, denen aber der Mut fehlt, das auch in Angriff zu nehmen. In den Höhen der Berge geht es ihnen dann besser, da es über 1 000 Meter keine Hausstaubmilben mehr gibt, die ihnen zusetzen.

**Waschmittel** sind der Gegenpol zu Schmutz, Unsauberem und Beflecktem.

**Nahrungs- und Genussmittel** sollten für *Lebensmittel* und folglich *Vitalität* stehen, sind aber heute oft verunreinigt und verseucht.

- *Getreide* verdeutlicht als klebriger Teig das Glitschig-Schleimige, aber auch das Süße (Glukose) und erinnert so an (hoffentlich) glitschige Situationen des Geschlechtsverkehrs. *Gluten* ist als Kleber des Getreides das Schmierig-Pappige, das Verbindende schlechthin.
- *Milch* steht für das Mütterlich-Weibliche. Sie wird inzwischen aber auch als ungesund und gefährlich erkannt, weil sie verschleimt und sogar Krebserkrankungen fördern kann.

**Medikamente** sind ebenfalls zunehmend als gefährlich, verunreinigt und schädlich in Verruf geraten.

## SONDERFALL

### NEURODERMITIS

**Neurodermitis ist eine allergische Reaktion der Haut und damit des Grenz- und Kontaktorgans. Es juckt und kratzt, man fühlt sich herausgefordert. Im Kratzen finden Betroffene eine körperlich befriedigende aggressive Zuwendungsform sich selbst gegenüber, die Kinder, die massiv am Kratzen gehindert werden, oft schreiend einfordern. Was reizt und erregt, wird auf der anderen Seite als reizvoll oder reizend erlebt und stimuliert. Sich aufgekratzt fühlen zeigt die andere Seite eines Kampfes, der gegen die von Allergenen symbolisierten Feinde bis aufs Blut gehen kann.**

**Das Ausmaß des Ausschlags verrät das Aggressionspotenzial. Es geht darum, sich zur Not blutig zu kratzen und die eigenen Grenzen einzureißen – allerdings nicht auf Körperebene. Aufgekratzt fühlt sich schon besser an, ansonsten ist es zum Aus-der-Haut-Fahren – man ist wie aussätzig und ausgesondert.**

**Besser ist es, am dicken Fell und im Bewusstsein so lange zu kratzen, bis klar ist, was so juckt und reizt, unter die Haut geht und auf der Seele brennt. Reaktionsfreudiger, speziell schlagfertiger werden und zu leben wagen sind Erfolg versprechende Schritte.**

**Farben und Lösungsmittel** treten erst, seit sie zunehmend als gefährlich und giftig enttarnt wurden, immer öfter als Allergene auf. **Metalle** sind nur in ihrer unedlen Erscheinungsform betroffen und stehen dann auch für Unedles und Billiges, das Kleingeld, an dem man sich die Finger nicht schmutzig machen will.

## Das Thema bearbeiten

Allergiker müssen lernen, ihr Leben und die heißen Eisen mutig *in Angriff* zu *nehmen*. Es gilt, sich mit den eigenen Ängsten vor Tabubereichen zu konfrontieren und dem Leben offen(siv) die Stirn zu bieten, Herausforderungen geradezu dankbar anzunehmen und sich von ihnen (heraus)fordern und zugleich fördern zu lassen. Wichtig ist es aber auch, Ablehnung offen(siv) auszudrücken, Neinsagen zu lernen und den Lebenskampf zu wagen, statt das Immunsystem ständig kämpfen zu lassen.
Generell ist der Körper von allergischen Aggressionsübungen zu entlasten, um lieber selbst aggressiver zu denken und zu handeln. Statt Vermeidungsstrategien sind Mut und Risikobereitschaft zu kultivieren, insgesamt ist ein offen(siv)eres und reaktionsschnelleres Agieren gefragt. Die bewusste Auseinandersetzung mit bisher abgewehrten Tabus darf bis hin zu christlicher Feindesliebe gehen.
Weiterführend: »Aggression als Chance«

## Ganzheitliche Maßnahmen

- Kampfsport östlicher oder westlicher Herkunft, wie überhaupt Sport, der Aggressionskomponenten enthält
- Wirksam sind auch bewusste Aggressionsübungen wie die Dynamische Meditation nach Osho ▸ **siehe Seite 156**
- Auch die Konfrontationsübungen der humanistischen Psychotherapie sind hilfreich ▸ **siehe Seite 23, 156**
- Anstrengende Körperarbeit, die viel Energie umsetzt, ist ebenfalls empfehlenswert. Tatsächlich gilt bis zu einem gewissen Grad Energie statt Allergie
- CDs »Allergien« und »Hautprobleme«
- Das CD-Programm »Allergien« bringt zwei geführte innere Reisen, die mit den angesprochenen Themen konfrontieren
- Abhärtungsübungen nach Pfarrer Kneipp ▸ **siehe Seite 21, 156**
- Regelmäßiges Fasten
- Pflanzlich-vollwertige, vitamin- und insbesondere Vitamin-C-reiche Kost im Sinne von »Peace-Food« ▸ **siehe Seite 154**
- Neurodermitis: Milch(produkte) meiden

»Die (symbolischen) Feinde lieben (lernen), statt sie zu bekämpfen.«

# ARTHROSE

**Unbeweglichkeit • Schmerzen bei Bewegung • Eingerostet, festgefahren, feststecken • Nichts geht mehr**

## Die Sprache der Seele

Diagnosen, die auf »-ose« enden, verraten chronische, mit Abnutzung und Verbrauch zusammenhängende Probleme. Im Gegensatz zur heißen Entzündung (-itis) handelt es sich um eine kühle bis kalte Situation. Am häufigsten sind Hüft-, Knie-, Sprung- und Fingergelenke betroffen. Oft ging ein akuter Konflikt voraus, der nicht gelöst wurde und sich nun auf Körperebene in der nicht ausheilenden Entzündung spiegelt.
Häufig bestand vorher auch eine heiße Rheuma-Problematik oder ein Knochenbruch, der nicht wieder ganz *richtig gestellt* wurde, wodurch das über lange Zeit falsch belastete Gelenk abgenutzt wurde. Die so entstehende Gelenkveränderung stört die optimale Funktion und führt zum Zu- oder besser Missstand des verbrauchten Gelenks. Die eingeschränkte Bewegungs- verrät sprachlich bereits die behinderte Artikulationsfähigkeit. Die Betroffenen können sich in diesem Bereich nicht mehr ausdrücken. Wäre das Ellbogengelenk betroffen, könnten sie nicht mehr essen oder schreiben. Gibt sich ein Gelenk auf, versteift es sich tendenziell und verrät einen Besitzer, der sich auf etwas versteift hat ohne weitere Artikulations- und Lösungsbereitschaft. Die entsprechende Situation stellt sich festgefahren und *verbissen* dar wie die Knochen und das Gelenk schreit schmerzend um Hilfe. Die daraus resultierende starre Haltung spiegelt Un-

### SCHLÜSSELFRAGEN

- Wo ist in meiner Seele die Starrheit, die mein Gelenk spiegelt?
- Wieso habe ich mich auf etwas versteift, was dem Lebensfluss widerspricht?
- Wo ist mein Leben festgefahren? Wo stecke ich seelisch derart fest?
- Meine innere Haltung schmerzt mich (und andere) – wie kann ich helfen?
- Wo habe ich meine Beweglichkeit und meinen Fortschritt unter Schmerzen geopfert?

beweglichkeit und widerspricht dem Leben mit seinem *Panta rhei – alles fließt.*
Das entspannte, zugleich verbundene, aber auch gelöste Miteinander der Knochen wurde zunehmend erschwert. Die Gelenkschmiere, das Öl im Getriebe, ist verbraucht und damit alle beschwingte Beweglichkeit und Leichtigkeit dahin. So entsteht, was beim Automotor »Kolbenfresser« genannt wird. Das verbrauchte Gelenk spiegelt das Bedürfnis nach größter Nähe und Miteinander wider, nach engster Verbundenheit, denn die Knochen fressen sich geradezu ineinander. Die früher durch Gelenkflüssigkeit in fließender Bewegung gewährleistete optimale Distanz des Gelenkspalts ist verloren. Jede Bewegung schmerzt.

## Das Thema bearbeiten

Es gilt, darauf zu achten, wozu die Symptome zwingen und was sie verhindern – und dem freiwillig nachzukommen. In der sich daraus ergebenden äußeren Ruhe für innere Beweglichkeit sorgen. Bei sich tendenziell versteifendem Gelenk auf das entsprechende Thema konzentrieren, dabei beständig und fest (entschlossen) alle Kraft in diesen Themenbereich lenken.
Beim **Hüftgelenk** geht es um Ausschreiten und Fortschritt. Eine Arthrose in diesem Bereich verrät ungelebte Wachstums- und Expansionswünsche. Das Weiterkommen im Leben ist unter Schmerzen behindert, große Schritte sind nicht mehr möglich. Die fließende Leichtigkeit ist verloren.
Die Lösung liegt darin, dem Körper nachzugeben und in äußerer Ruhe inneren Fortschritt anzustreben. Statt auf äußere Reisen auf »Reisen nach innen« gehen und Anregungen für bewusstes Wachstum und Fortschritt suchen.
**Kniegelenksarthrosen** konfrontieren mit dem Thema »Demut«, mit Schwierigkeiten und Schmerzen beim Sichbeugen. Die sich in der Arthrose *deut*lich verkörpernde Unbeugsamkeit zeigt den Gegenpol von Demut. Betroffene können nicht mehr *in die Knie gehen*. Häufig fühlen sie sich vom Schicksal gedemütigt, bei dessen Versuch, ihnen Demut nahezubringen.
Es geht darum, sich gerade zu machen, zu sich zu stehen, wozu der Körper ja auch zwingt, um aus dem Eingeständnis eigener schmerzender Unbeweglichkeit bei jedem (Fort-)Schritt echte Demut zu lernen. Rituelle Demutsübungen auf geistig-seelischer Ebene helfen bei Kniearthrose, die die Reduktion auf Wesentliches einfordert.
Betroffene **Fuß**- beziehungsweise **Sprunggelenke** verraten jemanden, der *nicht mehr auf dem Sprung* ist, das heißt nicht mehr bereit ist für äußeren (und inneren?) Fortschritt. *Große Sprünge* sind nicht mehr drin, schon kleine bereiten Schmerzen wie jeder (Fort-) Schritt und alles Weiterkommen im Leben. Federnder Gang und beschwingte Leichtigkeit sind verloren. Es ist Zeit, sich einzuge-

stehen, wie sehr man auf dem harten Boden der Tatsachen gelandet ist und ohne Schmerzen kaum mehr hochkommt.
Es gilt, sich jetzt auf innerer Ebene bewusst *herabzulassen* und ehrlich anzukommen, dabei sein Leben kreativer und origineller zu gestalten. Der Abschied von hochfliegenden Träumen im Außen könnte die Entwicklung innerer (Spring-)Lebendigkeit und das Eintreten in den inneren Flowbereich mit seiner Elastizität und Dynamik fördern.
**Hand- und Fingergelenke**, die von Arthrose betroffen sind, verraten Probleme mit Handlungsfähigkeit und dem Erfassen konkreter Wirklichkeit. Das Leben ist äußerlich nicht mehr in den Griff zu bekommen, aber dafür innerlich. Äußere Dinge werden im wahrsten Sinne des Wortes aus der Hand genommen, die innere Wirklichkeit klopft an. Manipulationen (lateinisch *manus*, die Hand) schmerzen, die innere Handlungsfähigkeit aber bleibt uneingeschränkt erhalten.
Schmerzen in Hand- und Fingergelenken fordern und fördern äußeres Loslassen.
Hand- und Fingerarthrosen sind Steilvorlagen zum Loslassen und zum Abschied von allen konkreten Manipulationen. Stattdessen will das Leben im übertragenen Sinn begriffen werden. Statt um konkretes Zufassen geht es um geistiges Erfassen, um mehr Kontakt und Beziehung. Ohne äußeres (Er-) Greifen wird inneres Begreifen bis hin zu Ergriffenheit noch wichtiger. Äußeres Loslassen korrespondiert mit innerem Erfassen.

## Ganzheitliche Maßnahmen

- Arthrosen erfahren verblüffende Besserung durch regelmäßige Fastenzeiten, am besten in Frühjahr und Herbst, und durch pflanzlich-vollwertige, vegane Ernährung. Nach meinen Erfahrungen werden so Operationen meist überflüssig
- Sanft fließende Bewegungsrituale wie Tai Chi und Chi Gong, (Chi-)Yoga, Feldenkrais und andere, die – von wissenschaftlichen Studien belegt – sogar Gelenkschmiere zurückbringen
- Sanftes Bewegen im körperwarmen Wasser, am schönsten bei Aqua-e-motion-Übungen, jenen fließenden Bewegungsritualen mit Partner ▸ **siehe Seite 155**
- All dem entspricht bewusstes Loslassen von Begrenzungen und die Rückkehr in eine flexible, fortschrittliche und Horizont erweiternde Geisteshaltung
- Weiterführend: CD »Entgiften, Entschlacken, Loslassen«, CDs »Lebensprinzipien»: Hüftgelenke CD 9, Kniegelenke CD 8, Sprunkgelenke CD 11, Hand- und Fingergelenke CD 3

»Statt äußerlich herumtoben innerlich in Fluss kommen.«

# ASTHMA BRONCHIALE

**Erstickungsgefahr an der Weigerung loszulassen • Immer nur haben und nehmen wollen, statt auch zu geben • Jemandem etwas husten • Etwas ausspucken wollen • Aggressionen nur versteckt über den Körper äußern**

## Die Sprache der Seele

Wie bei allen Allergien ▸ **siehe Seite 32** sind auch bei Asthma das Abwehr- und Verteidigungssystem betroffen. Mit der Lunge kommt das Organ des Kontaktes und der Kommunikation ins Spiel, das in seiner Freiheit (des Atmens) eingeschränkt ist. Das ausgeprägte Bedürfnis, versorgt, ja bemuttert zu werden, führt dazu, sich zu *übernehmen*, zu viel zu wollen. Der Versuch, zu viel (Einatem) zu nehmen und zu wenig (Ausatem) zu geben, bringt die Polarität durcheinander. Wer viel zu viel nimmt, droht daran zu ersticken. Wer zu viel behalten will, vergiftet sich langfristig und verhindert die Fülle, die er ersehnt. Asthmatiker können *den Hals nicht vollkriegen* und sehnen sich in der Wirklichkeit ihrer Seele nach jener Liebe, die sie selbst nicht geben (können).

Aus Angst, die (mütterliche) Versorgung zu verlieren, unterbleibt der Schritt in die Autonomie, in Selbstständigkeit und Freiheit. Kontakte erinnern an diese Möglichkeit und werden als Bedrohung der Symbiose (mit der Mutter) erlebt und panisch gemieden. Das körperliche Gefühl der Beengung bildet diese Situation der Angst ab. Äußerlich wird mit der Zeit auch der Gegenpol *deut*lich im entstehenden Lungenemphysem und daraus resultierenden Fassthorax. Beide verkörpern den großen Macht- und Dominanzanspruch und verraten das *Aufgeblasene*. Alles Leben(dige) wird abgewehrt und allergisch bekämpft, Betroffene kapseln sich ab und fliehen in die Welt der Ideen und Theorien.

Die mächtige Erscheinung des Fassthorax im Spätstadium verrät Wünsche, sich zu brüsten und *sich Luft* zu *machen*, jemandem *etwas* zu *husten*, *vor Wut in die Luft* (der Freiheit) zu *gehen*, statt *nach Luft* zu *schnappen*. Tatsächlich aber bleibt die Aggression in der Lunge stecken, die von jenem Schleim verstopft ist, der auf der unteren Körperebene im Sexualbereich meist fehlt.

Im Husten liegt die Aufforderung, seinen Aggressionen *Luft* zu *machen* und *freien Lauf* zu *lassen*, sie in Worten auszudrücken, offensiv(er) zu leben, statt sich ständig ängstlich *verdruckst* zu verdrücken.

Im Schatten werden sowohl der heimliche Wunsch nach Macht wie auch die Opferhal-

## SCHLÜSSELFRAGEN

- Bei welchen Themen verschlägt es mir vor allem die Sprache?
- Wo leide ich sonst noch am Missverhältnis von Nehmen und Geben?
- Wann will ich mich abschließen vor der Welt, sie aussperren aus meinem Leben, alle Luftwege verlegen?
- Was könnte ich mit meiner (Aggressions-)Energie machen, statt Allergene zu bekämpfen?
- Wo sind mir Dominanzanspruch und wo Kleinmut im Wege?
- Will ich meinen Sex aus dem Gefängnis der Bronchien befreien?
- Wie kann ich Liebe und Schmutz versöhnen, welche schmutzigen Fantasien genießen?
- Was hindert mich, den (Atem-)Wind der Veränderung in mein Leben zu lassen und die neue Freiheit zu genießen?
- Will ich mir den Raum nehmen, den ich brauche, und die Freiheit, die ich möchte?

tung durch oft geradezu »erpresserische«, aber tatsächlich lebensbedrohliche Anfälle deutlich. Die Schulmedizin spricht vom Status asthmaticus – oft der einzige Status, den Asthmatiker haben, um sich Gehör zu verschaffen. Es ist ein Pendeln zwischen (unerlöster) Macht (Aufgeblasenheit) und Ohnmacht, wenn *die Luft wegbleibt* und es einem *die Sprache verschlägt*. Bei der Begegnung mit echter Autorität und Dominanz anderer kann es zu Fluchtversuchen in Anfälle kommen, aber auch in Gebirgshöhen von Lungensanatorien, wo die Sehnsucht nach reiner Luft – frei von Hausstaub und anderem Schmutz – in Erfüllung geht und es sich gut *über den Dingen* und *über anderen Menschen* stehen lässt.

## Das Thema bearbeiten

Eine wundervolle Atemtherapie bietet diesbezüglich der verbundene Atem, der den Ausgleich von Geben und Nehmen erleben und genießen lässt ▸ **siehe Seite 155**.
Therapeutisch wären hier Weite, uneingeschränkte, ja schonungslose Offenheit und Ehrlichkeit angesagt. Es gilt, Minderwertigkeits- und Kleinheitsgefühle wahr- und anzunehmen, ohne in die Sackgasse zu fliehen, wo über Anfälle Macht ausgeübt wird. Nur so lässt sich wirkliche Durchsetzung und echte Selbstbehauptung lernen.
Die kopflastige Abwehr dunkler Lebensbereiche gilt es, sich bewusst zu machen. Denn

dadurch kommt es zur Verlagerung sexueller Bedürfnisse nach oben, in die Brust, wo die übermäßige Schleimproduktion die Luftwege verstopft. Stattdessen ist es notwendig, Liebe sowohl anzunehmen als auch im nächsten Schritt geben zu lernen. Das Thema Sexualität ist von der Brust ins Bewusstsein zu heben und körperlich in die gemiedenen, mit Dreck- und Schmutzfantasien belasteten Geschlechtsorgane zurückzuverlegen. Hier könnte gesunde Aggression ausgelebt werden statt im schleimigen Auswurf, wo Asthmatiker anderen gleichsam ihre ganze (archetypisch weibliche) Weichheit vor die Füße spucken.

Wer nicht frei atmen und seine eigene Art nicht leben kann, weil die Mitmenschen und insbesondere die eigene Mutter nicht den Raum zur freien Entfaltung und Autonomie-Entwicklung gaben, will unbewusst lernen, ihn sich offensiv zu nehmen und anderen zu geben, statt sich selbst zum Opfer (widriger Lebensumstände) zu machen.

## Ganzheitliche Maßnahmen

- Was immer Raum in übertragener Hinsicht schafft und zur Ausdehnung des Bewusstseins statt des Brustkorbes dient, ist hilfreich: von Gesangsübungen bis zum Brüsten bei Alta-Mayor-Behandlungen ▸ **siehe Seite 155**
- Alles, was im Aus- und Einatem das »Stirb-und-werde«-Prinzip deutlich macht und hilft, sich bewusst über die Polarität in Richtung Einheit zu erheben, ist wertvoll, wie vor allem der verbundene Atem ▸ **siehe Seite 155**
- Hochfliegende Träume bewusst zu machen ist natürlich förderlich
- *All*-ein-sein üben – etwa im Kloster – im Sinne von Selbstgenügsamkeit und Autonomie statt Einsamkeit und Opferrolle
- Kampfsport- und Aggressionsübungen, wie sie im Abschnitt zur Allergie stehen ▸ **siehe Seite 35**
- Alle Milch(produkte) wegen der Verschleimung strikt meiden
- Eigenurin-Therapie, die oben und unten verbindet und mit Schmutz aussöhnt, aber auch das Immunsystem fordert und fördert ▸ **siehe Seite 156**
- Weiterführend: »Mythos Erotik«, »Aggression als Chance« sowie die CDs »Allergien«, »Schattenarbeit«, »Selbstliebe«

»Wo Geben und Nehmen, oben und unten sich entsprechen, fließen auch wieder Gefühle und Gedanken, Säfte und Atem.«

# AUGENENTZÜNDUNG UND LIDRANDENTZÜNDUNG

**Die Vorhänge der Fenster und die Spiegel der Seele sind Kriegsschauplätze • Nicht hinaussehen wollen • Sich nicht in die Karten schauen lassen wollen • Vor dem Leben die Fensterläden schließen und sie verkleben • Die Aussicht aufs Leben ist konflikthaft verstellt: Rückzug ins eigene Schneckenhaus**

## Die Sprache der Seele

Bei der Lidrandentzündung (Blepharitis) sind mit den Augenlidern die Vorhänge der Seele kriegerisch umkämpft. Die Frage »Augen zu oder auf?« ist heiß *umstritten*. Jeden Morgen stellt sich die Herausforderung aufs Neue: die »zugeklebten Rollläden« – unter Schmerzen – wieder zu öffnen oder sich dem Tag gar nicht erst zu stellen. Die verlockende Ansage ist: Die Vorhänge bleiben zu, die Fenster damit auch – und die Bühne des Lebens bleibt geschlossen. Man setzt sich dem täglichen Leben nicht mehr aus und es findet nichts mehr statt.

### SCHLÜSSELFRAGEN

- **Wovor mache ich meine Läden dicht und wieso lasse ich meinen (Lebens-)Laden zu?**
- **Warum macht es mir solche Schmerzen, dem neuen Tag ins Gesicht und ins Auge zu sehen?**
- **Was verdirbt mir die Freude am Leben schon am Morgen?**

## Das Thema bearbeiten

Es gilt, offen(siv) und mutig eine Auszeit zu erkämpfen, um sich eine verdiente Regenerationsphase zu gönnen. Dabei ist es wichtig, nicht ständig überall nachzusehen und hinzuschauen, sich nicht mehr um alles zu kümmern. Stattdessen heißt es, sich in dieser Verschnaufpause Zeit und Raum für bewusste Innenschau zu erstreiten, bei der die äußeren Augen ganz bewusst zubleiben, damit die inneren sich umso besser öffnen können. Das Ziel ist, über Innenschau zu Durchblick und Einsicht zu finden, die Innenschau vielleicht bis zur Visionssuche voranzutreiben und dem Leben wieder Aussicht und inneren Sinn zu geben und so wieder äußere Perspektive(n) zu entwickeln. Das Polaritätsprinzip besagt: Das linke Auge steht für die weibliche, das rechte Auge für die männliche Sicht der Welt.

## Ganzheitliche Maßnahmen

- Palmieren: Die Handflächen aneinanderreiben und mit den angenehme Wärme abstrahlenden Handflächen die Augen bedecken und eine innere Reise beginnen zu den Konflikten, vor denen man die Augen am liebsten nicht mehr aufmachen würde
- Die verklebten Augen morgens mit warmem Kamillen- oder Fencheltee befeuchten, anschließend die warmen Teebeutel auf die Augäpfel auflegen und sich der lindernden Heilkraft dieser milden, sanften Pflanze öffnen
- Rasche Hilfe von naturheilkundlicher Seite bringt auch oft der Augentrost (Euphrasia). Dazu Tropfen in den verklebten Lidspalt geben

»Vorhänge runter und statt auf die Bühne des Lebens ins Bilderalbum der Seele schauen.«

# BANDSCHEIBENVORFALL

**Leben unter Druck • Das Leben nicht mehr (er)tragen können • Vor Schmerzen um Hilfe schreien • Keine Haltung mehr aushalten, keine Einstellung mehr finden**

## Die Sprache der Seele

Die Bandscheiben als Symbol des Weichen, Weiblichen sind *in die Klemme geraten* zwischen zwei harten männlichen (Wirbel-)Elementen. Solcherart *in die Zange genommen,* werden sie ge- und zerquetscht, so wie der weibliche Pol in diesem Leben unter Druck ist und sicher ge-, vielleicht sogar erpresst wird. So jedenfalls die anatomische Vorstellung der Schulmedizin mit Diagnosen wie Ischias, Lumbalgie und Lendenwirbelsäu-

len-(LWS)-Syndrom. Oft sind die Symptome aber auch »nur« Ausdruck von Muskelverspannungen.
Das Szenario: zu viel (be)drückende Lasten tragen, sich zu viel auf die Schultern geladen haben oder aufbürden haben lassen, sich übermäßig belasten (lassen), sich übernehmen, bis der Druck im wahrsten Sinne des Wortes *auf die Nerven geht*. Das heißt, der weibliche, weiche Pol geht auf die Nerven und wird bei entsprechenden Operationen weggeschnitten. Innerer Druck bricht sich im Körper Bahn und verrät Überlastung, zum Beispiel wird die Belastung zu groß im Vergleich zur eigenen Selbstsicherheit, wenn man Kleinheits- und Minderwertigkeitsgefühle hegt. Akut wird das Problem, wenn die Diskrepanz zwischen Seele und Körper nicht mehr er*trag*bar und ausgleichbar ist. Die Schmerzen sind Hilfeschreie des belasteten Gewebes stellvertretend für den ganzen Menschen. Im **Hals-** und **Brustwirbelbereich** schreien sie nach emotionaler Stützung, im **Lendenwirbelbereich** nach existenzieller (materieller) (Unter-)Stützung. Im oberen Wirbelsäulenbereich *kommt* nur das Gewicht vom Kopf *zum Tragen*, im Lendenwirbelbereich das des ganzen Oberkörpers und damit der ganzen Existenz. Im oberen Bereich (be)drücken die Belastungen des Alltags, wovon Frauen häufiger betroffen sind, im unteren die der Existenzsicherung, was mehr Männer trifft. Wer sich zum Beispiel für die Existenzsicherung der Familie krummlegt mit einer Arbeit, die ihm widerstrebt, ist gefährdet.
Insgesamt ist die Welt- und Lebensachse aus dem Lot, die Dinge (Wirbel) stehen nicht mehr richtig zueinander, sind nicht mehr im Lot. Eine gebeugte Schonhaltung verrät die Demütigung bei fehlender Aufrichtigkeit und zugleich die Aufgabe, zu echter Demut zu finden.

### SCHLÜSSELFRAGEN

- **Wo ist mein Leben aus dem Lot?**
- **Was setzt mich unter Druck und geht mir auf die Nerven?**
- **Wofür lege ich mich – wider besseres Wissen – krumm?**
- **Welchem Druck halte ich nicht mehr stand?**
- **Wo brauche ich dringend Hilfe?**

## Das Thema bearbeiten

Die Dinge wieder richtigstellen im eigenen Leben und aus dem Ruder gelaufene Entwicklungen und Angelegenheiten bewusst zurechtrücken und einrenken – und manchmal vielleicht auch einlenken. Ins Lot bringen, was in Schieflage geraten ist. Die eigenen weichen, weiblichen Wesensteile mehr in den Mittelpunkt rücken und betonen,

## SONDERFALL

### SCHULTER-ARM-SYNDROM

**Wenn sich der Kleinkram des Alltags auf den eigenen Schultern türmt, für dessen Erledigung es weder Dank noch Anerkennung gibt, kann es hier zu heftigen Verspannungen bis zu Bandscheibenvorfällen kommen. Meistens sind (Haus-)Frauen und Mütter betroffen, die ihre Arme nicht mehr hoch und ihre Flügel nicht mehr ausgebreitet bekommen.**

statt unter Druck zu setzen, sich selbst und anderen die eigene weibliche Seite zu Bewusstsein bringen.
Die durch die Symptomatik erzwungene Ruhe zu Erfahrungen innerer fließender Beweglichkeit nutzen, auch zum Nachsinnen, und dazu, dem inneren Druck nachzugeben und eine andere, für die eigene Entwicklung bessere Ausrichtung zu finden.
Die verschiedenen Lasten des Lebens vom Alltag bis zur grundsätzlichen Existenzsicherung bewusst auf sich nehmen und das Notwendige (er)tragen oder ebenso bewusst und rituell absetzen. Den Druck, unter den man geraten ist, bewusst wahr- und wichtig nehmen und dann darüber entscheiden.
Den Wechsel zwischen Dynamik und Halt(ung), Härte und Weichheit, wie er in der Wirbelsäule zum Ausdruck kommt, in bewussten Momenten von Spannung und Entspannung im Leben ausdrücken. Aufrichtigkeit, Aufrichtung und aufrechtes Leben in Demut statt Demütigung, Liebe statt Leistungszwang leben.
Weiterführend: »Krankheit als Sprache der Seele«

## Ganzheitliche Maßnahmen

- Wo die Welt- und Lebensachse aus dem Lot ist, die Dinge (Wirbel) nicht mehr richtig zueinanderstehen, müssen sie eingerenkt werden, nicht nur auf körperlicher Ebene
- Sich sanft im körperwarmen Wasser bewegen und dehnen lassen mit Aqua-e-motion ▸ **siehe Seite 155**
- Die CD »Rückenprobleme« erlaubt, über Reisen in die innere Seelen-Bilder-Welt selbst Lösungen und Richtigstellungen zu erreichen

»Was aus dem Lot ist, gilt es richtigzustellen, was in Schieflage geraten ist einzurenken. Ziel ist die goldene Mitte.«

# BAUCHSCHMERZEN UND BAUCHKRÄMPFE

**Der Bauchnabel ist der Nabel des Lebens • Hier beginnt es und darum dreht es sich • Die Mitte ist gestört und ruft um Hilfe • Dem (inneren) Kind macht alles Bauchschmerzen • Ungelöste Gefühle liegen im Magen und drücken**

## Die Sprache der Seele

Bauchschmerzen sind Hilfeschreie des ganzen Menschen, da der Bauchnabel der Nabel unserer Welt ist. Deshalb projizieren Kinder all ihre Probleme bis hin zu Zahnschmerzen auf den Bauchnabel. Auch bei Erwachsenen ist der Bauch die Heimat der Gefühle und Instinkte, die sich in den sprichwörtlichen Bauchgefühlen äußern, er steht aber auch für den (Lebens-)Genuss und die Mitte. Bauchkrämpfe sprechen von (Über-)Anstrengungen und Überforderungen auf der Ebene der Verdauung des Lebens. Noch Ungelöstes liegt einem quer im Magen und macht Probleme, ist nicht verdaut, und wenn überhaupt, nur unter Schmerzen verdaulich. Bauchkrämpfe weisen auf innere Kämpfe hin und auf eine verbissene Art, die Welt zu verdauen, ob es sich nun um Nahrung, Erfahrung(en) oder Eindrücke handelt. Entweder ist das Angebot ungeeignet oder die Art, damit umzugehen. Jedenfalls ist der Mensch in seiner Mitte gestört.

Häufige Bauchschmerzen können auch ein Hinweis sein, dass das innere Kind in Aufruhr ist und leicht in seiner Mitte gestört wird. Daraus ergäbe sich eine Chance, mit ihm wieder mehr in Kontakt zu treten.

### SCHLÜSSELFRAGEN

- Was stimmt in meiner Mitte nicht?
- Was kann oder will ich nicht verdauen?
- Was habe ich geschluckt, das mir nun quer im Magen liegt?
- Wie ist meine Verbindung zu meinem Zentrum?
- Wie sehr vertraue ich auf Bauchgefühl und Intuition?
- Wie viel Gefühl(e) gönne ich mir und meinem inneren Kind?

## Das Thema bearbeiten

Das eigene Bauchgefühl, die Instinkte und die Intuition gilt es, wahr- und wichtig zu nehmen, ihnen vertrauen zu lernen, um mehr aus dem Bauch heraus zu leben. Dinge gar nicht erst aufnehmen, die einem nicht bekommen und dann im Magen liegen und zu inneren Kämpfen führen. Den eigenen Gefühlen vertrauen lernen und sie bei der Entscheidung berücksichtigen, was ins Leben und in den Magen gelassen wird.

Was aber eingelassen wurde, ob an Nahrung oder Erfahrung, ist bewusst energischer und kämpferischer, mutiger und offensiver zu verarbeiten. Sich von Eindrücken nicht bedrücken lassen, sondern sie sich scharf und gezielt, gesalzen und gekonnt zu eigen machen. Auch schwer verdauliche Brocken als Herausforderungen und Lernchancen akzeptieren nach dem Motto: »Was mich fordert, fördert mich auch.«

Die Inder sprechen davon, »Bhoga« zu üben, was auf symbolischer Ebene bedeutet, die Welt zu essen und zu verdauen, also die Früchte des Karmas anzunehmen. Das wiederum setzt die bewusste Bereitschaft voraus zu ernten, was früher gesät wurde.

Den Bauch als (Ver-)Mittler zwischen (reinen?) Herzensgefühlen und triebhaften (tierischen?) Unterleibsinteressen achten und schätzen lernen. Nicht alles, was anfangs Bauchschmerzen macht, stellt sich später als schlecht heraus.

## Ganzheitliche Maßnahmen

- Die Handflächen aneinanderreiben und die warmen Handflächen auf die schmerzenden und grimmenden Bauchbereiche legen; sich dabei vorstellen, wie die eigenen Heilkräfte durch die erwärmten Hände in den Bauch fließen und Ruhe und Ordnung, Wärme und Frieden bringen
- Eine Wärmflasche auflegen und die Wärme genüsslich in den Bauch aufnehmen
- Warmen Fencheltee oder Kümmeltee schluckweise trinken
- Magenschonkost ist Kinderkost; sich diese bei Bauchschmerzen bewusst gönnen und dabei vorstellen, wie der Magen als symbolisches Nest der Kindheit so richtig schön eingeschleimt wird
- Auflagen aus Kartoffeln oder Kohlblättern, dazu die zerquetschten warmen Kartoffeln oder die blanchierten warmen Kohlblätter in ein Tuch einschlagen und den Wickel auf den schmerzenden Bauch legen

»Nur was ich mag, darf in den Magen. Ein gutes Bauchgefühl sperrt aus, was Bauchschmerzen macht.«

# BINDEHAUTENTZÜNDUNG

**Nicht hinschauen wollen • Konflikten nicht ins Auge sehen wollen • Vogel-Strauß-Politik**

## Die Sprache der Seele

Eine Bindehautentzündung (Konjunktivitis) verweist auf einen Konflikt um die Augen, die zugleich Fenster und Spiegel der Seele sind. Damit liefern sie letztlich die Möglichkeit zu Einsicht und Durchblick einerseits, sind andererseits aber auch die Basis des Bilderalbums der Seele.
Der konkrete Konflikt liegt zwischen den Polen hinschauen und Augen zumachen. Die Thematik verkörpert sich hier schmerzhaft in den geröteten und überanstrengten Augen. Vor Konflikten und Unangenehmem werden die Augen verschlossen, den drängenden Problemen will man nicht ins Auge sehen, sondern sich mittels Kopf-in-den-Sand-Stecken aus der Verantwortung stehlen. Oft löst eine Spannung zwischen eigener Ansicht und fremder Sicht den Konflikt aus und entzündet die eigene Bindehaut, die das Auge einbindet in seine Umgebung. In Gestalt der Rötung dieser Bindehaut steht einem das Problem im wahrsten Sinne des Wortes ins Gesicht geschrieben. Jedes Augenöffnen und -offenhalten tut weh, am liebsten würde man die Augen (ver)schließen und sich selbst damit auch – und beides sobald nicht mehr aufmachen.
Wenn Bindehautentzündungen häufig auftreten, liegt der Verdacht nahe, dass zu wenig Zutrauen in die eigene Sicht der Dinge vorhanden ist.

### SCHLÜSSELFRAGEN

- **Was kann und will ich einfach nicht mehr sehen?**
- **Wovor will ich die Augen verschließen?**
- **Welchem Konflikt mag ich nicht mehr ins Auge schauen?**
- **Wie schaffe ich es, meiner eigenen Wahrheit ins Gesicht zu sehen?**

## Das Thema bearbeiten

Eigene kindliche Vermeidungsstrategien, wie den Kopf in den Sand stecken und die Augen vor der Wirklichkeit verschließen, gilt es, sich einerseits bewusst zu machen

## SONDERFALL

### KURZ- UND WEITSICHTIGKEIT

**Bei der Kurzsichtigkeit ist die Ferne nicht mehr zu sehen. Es gilt, sich um das Naheliegende zu kümmern und vor der eigenen Tür zu kehren.**
**Bei der (Alters-)Weitsichtigkeit werden die Arme zu kurz zum Zeitunglesen. Das Naheliegende wird entzogen, um endlich Überblick über das eigene Leben und Weitblick im Allgemeinen zu gewinnen.**

und durch mutiges, offensives Hinschauen und Konfrontieren zu ersetzen.
Andererseits sind auch Zeiten angesagt, in denen man absichtlich abschaltet und sich bewusst von der Außenwelt abwendet. So kann man sich die notwendigen Regenerationsphasen nehmen, in denen die äußeren Augen entspannen und zur Ruhe kommen können und eine Innenschau möglich wird. Nach solchen Momenten könnten sich die äußere und innere Wirklichkeit verbinden. Und die Betroffenen könnten daraus lernen und ihre Schlüsse ziehen, die ihnen dabei helfen, ihre Mitte zu finden. Wer dem Leben auf diese Art mit all seinen Auseinandersetzungen und Konflikten ins Auge blickt, kann Einsicht in seine Muster gewinnen und die eigene Wahrheit erkennen.

## Ganzheitliche Maßnahmen

- Palmieren: Die Innenseiten der Handflächen aneinanderreiben, auf die Augen legen und sich Gedanken machen, was man nicht sehen will
- Warme Teebeutel von Kamillentee oder Fencheltee auf die Augen legen
- Rasche Hilfe von der naturheilkundlichen Seite bringt – nomen est omen – der Augentrost in Form von Euphrasia-Augentropfen

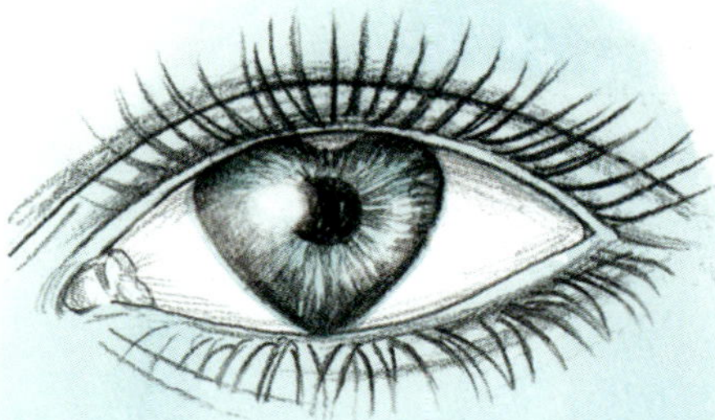

»Zwischen Aussicht und Einsicht liegt die eigene Mitte. Nur wer mit den Augen des Herzens schaut, kann die Wahrheit sehen.«

# BLASENENTZÜNDUNG

**Unter massivem Loslassdruck stehen • Der Unterleib ist umkämpft, steht in Flammen • Ambivalenz: loslassen oder behalten**

## Die Sprache der Seele

Das Thema bei (Harn-)Blasenentzündung (Zystitis) ist der brennende Konflikt ums Loslassen, der sich zum regelrechten Krieg entzünden kann. Brennende Schmerzen treiben zum Wasserlassen, das dem Loslassen seelischen Abwassers oder Mülls entspricht. Die Harnblase ist der Ort, wo es um Druck aushalten und loslassen geht, wie die sogenannte Primanerblase zeigt, die den Schüler unter Druck setzt, mit der er diesen aber auch an den Lehrer weitergeben kann. Pressen und Erpressen begegnen sich.
Das schmerzhaft brennende Bedürfnis, seelisch(es Abwasser) loszulassen, lässt sich aber im Entzündungsfall kaum oder gar nicht realisieren und verrät das unvollständige, weil möglicherweise zu sehr schmerzende Loslassen (seelischen) Ballastes. Betroffene fühlen sich dauernd unter schmerzendem Druck, hinter dem sich unbewusst heraufdrängende, zurückgehaltene Gefühle verbergen. Auch lassen sich die Patienten nicht selten unter Druck setzen. Oft machen sie sich den (zu) großen äußeren Druck nur noch über den Konflikt in der Blase klar. Die Umkehrung, Druck und sogar Macht unter Schmerzen auszuüben, kann ebenfalls eine Rolle spielen.
Der Konflikt verkörpert die Spannung zwischen Loslassen und Behalten, wobei das Zurückhalten schmerzhaft und kaum auszuhalten ist. Der von außen gespürte Zwang, etwas seelisch Wertvolles und Wesentliches »zu früh« preisgeben beziehungsweise opfern zu müssen, kann sich ebenfalls entzündlich verkörpern.

### SCHLÜSSELFRAGEN

- **Was setzt mich so unter Druck? Bin ich es selbst oder sind es andere (Umstände)?**
- **Was will ich bewahren, was muss ich (endlich) loslassen?**
- **Wieso halte ich so zurück?**
- **Was könnte mir fehlen oder passieren, wenn ich mein Wasser (fließen) lasse – das der Blase, das der Tränendrüsen?**

Die krampfhaften und schmerzenden Versuche, das (Ab-)Wasser (los) zu lassen, erinnern in der Ambivalenz zwischen Loslassen und Bewahren manchmal an ein schmerzgeschütteltes Weinen auf der unteren Ebene.

## Das Thema bearbeiten

Zuerst gilt es, sich den seelischen Druck bewusst zu machen, unter den man geraten ist. Dann ist die Quelle des Drucks auszumachen – man selbst, andere oder bestimmte Umstände – und diese anzuerkennen oder auszuschalten. Wenn es eigener Ehrgeiz ist, mag er bewusst akzeptiert werden, wenn es fremde Bedürfnisse sind, kann Gegenwehr angesagt sein.

Im brennenden Bedürfnis loszulassen sollte man die Dringlichkeit (an)erkennen, seelischen Abfall gehen zu lassen, damit die Seele nicht zur Müllhalde verkommt.

Es heißt, wahr- und wichtig zu nehmen, wie sehr man darauf brennt, sich zu erleichtern, und wie schmerzhaft es zugleich ist. Loslassen in übertragener Hinsicht gilt es zu üben und den brennenden Seelenbedürfnissen nachzuspüren und gerecht zu werden. Das Seelenwasser auf allen Ebenen fließen lassen und Staus vermeiden.

Wichtig ist es, Konfliktbereitschaft gegenüber seelischem Druck und Druckgebern zu entwickeln, das eigene brennende Interesse, seelisch für Ordnung zu sorgen, anzuerkennen sowie eine seelische Mülldeponienbildung zu vermeiden. Die Elemente Wasser und Feuer gilt es, zum Ausgleich zu bringen.

## Ganzheitliche Maßnahmen

- Wasserlassen als Ritual akzeptieren und dabei bewusst üben, unter Schmerzen Druck abzulassen
- Loslassen von Altem und Überlebtem zum Ritual machen
- Bewusste Entrümpelungsaktionen der Seele anberaumen
- Sich seelischen Anforderungen hingebungsvoll öffnen, auch wenn sie schmerzhaft sind
- Viel Tee und Wasser trinken, auch spezielle Blasen-Nieren-Tees
- Homöopathie: Cantharis (die spanische Fliege) oder Solidago (Goldrute) C30, einmal 3–5 Globuli
- Preiselbeersaft oder -tabletten
- Kohlwickel: dazu warme blanchierte Kohlblätter in ein Tuch einschlagen und den Wickel auf den Unterbauch in Höhe der Blase legen

---

»Loslassen vor explodieren stellen.«

---

# BLINDDARMENTZÜNDUNG

**Erster großer Entwicklungskonflikt in der Unterwelt • Krieg in einer Sackgasse des Lebens • Konflikt um die zukünftige Richtung • Durchbruch von der Kindheit ins Erwachsenenreich**

## Die Sprache der Seele

Betroffen von dem Konflikt ist in Wirklichkeit der Wurmfortsatz am Blinddarm, also tatsächlich eine kleine Sackgasse an der größeren Sackgasse im Schatten- und Totenreich, dem Synonym fürs Unbewusste. Der Darm ist eine gut gerüstete Region, der Wurmfortsatz seine entscheidende Waffenschmiede in der Unterwelt. Es handelt sich also bei der entsprechenden Entzündung um einen Krieg in der Waffenkammer, der große Brisanz erreichen und bis zu einem Durchbruch führen kann, sodass anschließend die ganze Bauchhöhle zum Kriegsschauplatz wird. Ungleich besser wäre natürlich ein Durchbruch im übertragenen Sinn, indem man sich neue Freiheit und Expansionsmöglichkeiten erkämpft.

Die Entzündung ist häufig die erste schwere Schattenkonfrontation des Kindes, also auch zeitlich ein Konflikt im Grenzland zwischen »unschuldigem Kind« und gefährlich drängender und fordernder Erwachsenenwelt. Das Schattenreich bricht unverhofft in die alltägliche Welt ein, wobei dunkle, vielleicht schon länger unterdrückte und aufgestaute Aggressionen auf- und ausbrechen.

Zum ersten Mal kann die Erwartungshaltung in Bezug auf die Rollenmuster der Familientradition mit den eigenen Vorstellungen in Konflikt geraten. Die Erwartungen der mächtigen Erwachsenen symbolisieren sich im Krieg in der Sackgasse, aus der der Jugendliche herauswill. Die elterlichen Vorgaben mögen schwer, sogar unverdaulich er-

### SCHLÜSSELFRAGEN

- Wo stecke ich fest?
- Was ist die Sackgasse, aus der ich mich nicht freikämpfen kann?
- Was liegt in der Unterwelt an Hartem, Unverdaulichem, das sich jetzt entzündet?
- Wo will ich hin, was kann ich nicht akzeptieren?
- Wo ist meine Kampfkraft gefordert?

scheinen, die eigenen Wünsche und Ideale aber erfordern offensiven Kampf. Dem mag das Gefühl entsprechen, in der Sackgasse zu stecken und nicht vorwärtszukommen. Tatsächlich nützt hier nur die Erkenntnis, in einer Entwicklungssackgasse festzustecken, aus der nur Aus- und Durchbruch oder Umkehr einen Ausweg bieten, und selbst diesen Weg muss sich das Kind erst mit Mut und Kraft erstreiten.
Eine Blinddarmentzündung kann auch darauf hinweisen, auf harten unverdaulichen Themen des bisherigen Lebens sitzen geblieben zu sein und Schwierigkeiten zu haben, den harten Kern der Dinge zu verdauen.

## Das Thema bearbeiten

Den Konflikt oder sogar schon Krieg in der Unterwelt (in der kleinen Sackgasse der großen Sackgasse der eigenen Entwicklung) als solchen wahr- und wichtig nehmen und sich ihm mit der ganzen vorhandenen Kampfkraft stellen. Ein betroffenes Kind – oder das innere Kind – ermutigen, seinen ganzen Mut zusammenzunehmen und für den Durchbruch einzusetzen, sich den Durchbruch zu erstreiten. Die Sackgasse im eigenen Leben lokalisieren: Wo geht es so nicht weiter? Wo hat sich das Leben in Bezug auf Schattenthemen festgebissen? Dem (inneren) Kind helfen zu erkennen, wo es nicht loslassen und aufhören kann zu kämpfen. Eine mutige, offen(siv)e Auseinandersetzung mit dem Schatten fördern, vielleicht in Gestalt des *schwarzen Mannes.* Zur Aussöhnung mit der dunklen Schwester oder dem dunklen Bruder beitragen. Am besten rituelle Schritte aus der Entwicklungssackgasse ins neue erwachsenere Leben ermöglichen. Dem (inneren) Kind Wege in die bedrohlich und wirklich gefährlich erscheinende Erwachsenenwelt weisen. Alte Pubertätsrituale nutzen, neue kreieren.
Unterdrücktes, Verdrängtes und Aufgestautes engagiert ans Licht der Bewusstheit holen und zur Not zerren. Der anstehenden radikalen Wandlung zur Seite stehen.
Weiterführend: »Krankheit als Sprache der Seele«

## Ganzheitliche Maßnahmen

- Eisbeutel, Bettruhe und viel trinken, bis der (Not-)Arzt kommt
- Den Konflikt mit inneren Bildern und geführten Meditationen fördern
- Homöopathie, vor einer Operation: Arnica oder Staphisagria C30, einmal 3–5 Globuli

»Sackgassen erkennen, Durchbrüche wagen – Leben gewinnen.«

# BLUTHOCHDRUCK

**Herausforderung durch die begrenzte Lebensenergie • Unter Druck und Dampf stehen, aber den Kampf nicht wagen • Sich dem Eigentlichen nicht stellen • Flucht nach vorn als Ausweg, der keiner ist • Kampf um den Raum, den man einnehmen will, sich aber nicht traut**

## Die Sprache der Seele

Das Blut, Symbol der Lebenskraft, drückt auf die Gefäßwände und fordert die Grenzen heraus. Kurz vor einem Kampf oder einer Entscheidung auf Leben und Tod, etwa kurz vor einem (Auto-)Unfall, ist das eine normale Körperreaktion. Wenn sie aber dauerhaft besteht, heißt das, hier ist jemand ständig kurz vor einem Kampf, kurz vor einschneidenden Entscheidungen, es geht immerzu um Kopf und Kragen.

US-Ärzte nennen den Bluthochdruck (Hypertonie) »silent killer«, den »stillen Mörder«. Fortwährend in der Hochspannung eines drohenden Konflikts zu leben, mit der entsprechenden Anspannung und Verteidigungsbereitschaft, ohne sich dem je zu stellen oder eine Lösung herbeizuführen, ist anstrengend und zudem gefährlich. Es verbraucht viel Lebenskraft, was das Leben entsprechend verkürzt. Erwartungsdruck und innere Aufregung herrschen so lange, bis die gefürchtete und unbewältigte Herausforderung, meist ein Autoritätskonflikt, angegangen wird. Das Ergebnis ist (chronische) innere Not, nach außen zeigt sich mit der Zeit eine schwer zu unterdrückende Feindseligkeit. Es entsteht das Gefühl, ein (Dampf-) Druck-Kochtopf zu sein, der ständig kurz vor der Explosion steht.

Die äußere Betriebsamkeit ist lediglich Ablenkung von der inneren Situation, die negiert, überspielt und mit allen Tricks weg-

### SCHLÜSSELFRAGEN

- Warum wage ich den wirklichen Kampf nicht?
- Wieso verbrauche ich mich in andauernden Scheinkämpfen?
- Was fürchte ich so sehr?
- Warum muss ich dauernd vom Eigentlichen ablenken?
- Welche Autorität steht mir im Weg?

SONDERFALL

### FORMEN DES HOCHDRUCKS

**Beim roten Bluthochdruck, meist einhergehend mit einem roten Kopf, bestehen Gefühle von der eigenen Unersetzlichkeit. Man bildet sich ein, überall gebraucht zu werden, überall mitmischen zu müssen – und wird so leicht zum Schaumschläger.**
**Beim weißen Hochdruck hat eine enorm strenge Kontrolle gesiegt. Hinter der strengen blassen Fassade lebt und leidet ein vollkommen angespannter und schließlich abgespannter Kämpfer, der sich nie der Entscheidung gestellt hat.**
**Und der sogenannte Altershochdruck verrät die im Laufe des Lebens erstarrte Kommunikation, die sich in den verkalkten Blutgefäßen und mangelnder Flexibilität widerspiegelt.**

geschoben wird. Menschen mit Bluthochdruck versuchen ständig unter dem hohen inneren Druck, sich außen Anerkennung und Erfolg zu erkämpfen, und verschleißen sich dabei. Sie wollen die äußere Welt kontrollieren, damit sie sich nicht ihren inneren Problemen stellen müssen. Diese Selbstbeherrschung kann bis zu völligem Zusammenreißen gehen, das die Gefäße so eng macht, dass die anfängliche Röte, etwa im Gesicht, vor lauter Blutandrang dem weißen, noch bedrohlicheren Hochdruck weicht, dessen Markenzeichen ein blasses und in jeder Hinsicht farbloses Gesicht ist. Hinzu kommt ein oft massives Kommunikationsproblem: Austeilen kommt vor mitteilen, die Ant(i)worte(n) kommen wie aus der Pistole geschossen. Aus der ständigen Hochspannung erwächst eine unterschwellig permanent spürbare Widerspruchsneigung und Kampfbereitschaft, die sich überall Gegner sucht.

## Das Thema bearbeiten

An erster Stelle steht die Identifikation des entscheidenden Konflikts, des Kampfes, um den sich all die Scheingefechte, Schaumschlägereien und aufwendigen Inszenierungen drehen. Dieser sich schon lange anbahnenden und immer anstehenden Auseinandersetzung gilt es, sich mit allem Einsatz zu stellen, auf die Gefahr hin zu unterliegen, denn auch das würde die Situation und den Körper entlasten.
Die chronisch gewordene Kampfsituation ist mit allem Nachdruck wieder in Gang zu bringen und der lange kalte in einen kurzen

heißen Krieg zu verwandeln. Die wesentlichen Punkte, oft sind es Herzenswünsche, gilt es, ins Auge zu fassen und sich dem Kampf ums Leben zu stellen, dort wo es wirklich um die Wurst geht.
Möglicherweise gilt es auch, sich zu eigenen unklaren oder unausgesprochenen Machtansprüchen zu bekennen.
Sich (selbst) nicht mehr unter Druck setzen oder sich unter Druck setzen lassen von Vorgesetzten, Autoritäten oder durch Situationen. Die ganze Betriebsamkeit aufgeben und alle Kraft zusammennehmen, statt den Dauerdruck zu ertragen, den Kampf und die Entscheidung suchen und dann alle Kraft voraus und sich in die Entscheidungsschlacht stürzen und gewinnen, aber auch bereit sein, eine Niederlage einzustecken. Selbsterkenntnis statt Selbstbeherrschung, die tatsächliche Feigheit hinter dem ganzen aggressiven Treiben durchschauen lernen und den eigenen (Über-)Druck am entscheidenden Platz ablassen. Das Herz sprechen lassen, statt es zu extremen physischen Hochleistungen zu zwingen.
Weiterführend: »Herz(ens)probleme«

## Ganzheitliche Maßnahmen

- Die Ernährung auf »Peace-Food« umstellen ▸ **siehe Seite 20**, am besten nach einer Fastenzeit von einer Woche
- Regelmäßige Fastenzeiten, um dem Körper die dringend notwendige Regeneration von dem Wahnsinnsprogramm zu ermöglichen
- Knoblauch essen (statt Knoblauchpillen zu schlucken)
- Salzarm essen
- Am besten tägliche Bewegung im Sauerstoffgleichgewicht
- Täglicher Mittagsschlaf oder »Tiefenentspannung« reduziert die Herzinfarktwahrscheinlichkeit um über 50 Prozent
- Mit dem Buch und CD-Programm »Herzensprobleme« das entscheidende Thema in der Seelen-Bilder-Welt suchen

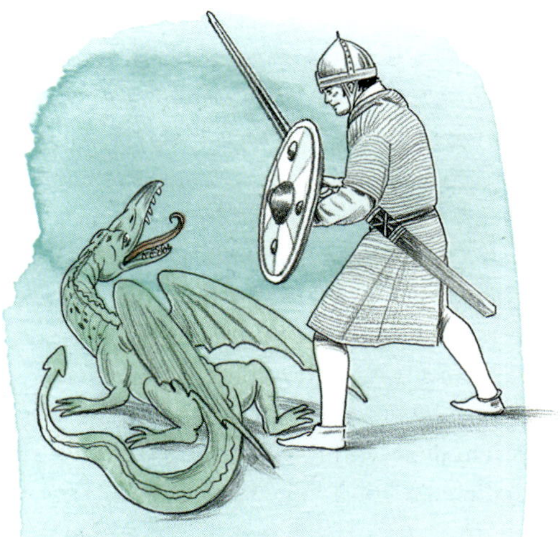

»Statt ständiger Scheingefechte die eine entscheidende Schlacht wagen.«

# BLUTNIEDERDRUCK

**Mangel an Druck im Energiesystem • Stagnierende Lebenskraft • Fehlender (Nach-) Druck im Leben • Herausforderungen und Grenzen (ver)meiden • Sich drücken und ausweichen**

## Die Sprache der Seele

Beim zu niedrigen Blutdruck, der Hypotonie, fließt die Lebensenergie so schwach, dass sie keinen Widerstand an den Wänden der Blutgefäße und Verkehrswege der Lebenskraft findet. Die Grenzen weichen zurück und werden nicht herausgefordert. Betroffene weichen Widerständen und Herausforderungen aus, meiden ihre Grenzen und verzichten so auf Entwicklung. Wer sich dem Leben entzieht, statt sich ihm zu stellen, gibt mit der (Eigen-)Verantwortung auch alle Macht ab. Er wird aber oft Opfer seines Machtschattens und manipuliert andere dann über die vermeintliche Schwäche. Dann handelt es sich um vorgetäuschten Machtverzicht. Die Flucht in Ohnmacht entspricht dem Totstellreflex der Tiere und ist folglich ein bewährter Trick, sich aus Gefahren und letztlich dem Lebenskampf herauszuhalten. Beim Schwindel(n) fliegt die Unehrlichkeit auf. Die Symptomatik spiegelt folglich auch mangelnde Standhaftigkeit, fehlende Eigenständigkeit und ein deutliches Defizit an Aufrichtigkeit. Ein Rückzug in innere Welten als Flucht, um sich der Außenwelt nicht stellen zu müssen, bleibt ein Ausweichen.

Der Fluss der Lebensenergie findet oft nicht zurück zur Herzensmitte und bleibt in Form versackenden Blutes meist in den Wurzeln der Füße hängen. Diese sind dann geschwollen, häufig kalt und spiegeln neben Angst auch mangelnden Kontakt zur Erde sowie das Problem, seinen Platz im Leben noch nicht gefunden und schon gar nicht gesichert zu haben.

Die oft kalten Hände verraten jemanden, der (noch) nicht bereit ist, das Leben selbst anzupacken und in den Griff zu bekommen,

### SCHLÜSSELFRAGEN

- **Wovor habe ich Angst?**
- **Wo stelle ich mich nicht, sondern weiche zurück?**
- **Wie ist mein ehrlicher Machtanspruch?**
- **Wo schwindel ich mir und allen etwas vor?**

der sich überhaupt davor drückt, Kontakt zu anderen aufzunehmen.
Aus der Flucht in die Opferhaltung ergibt sich die Anlage zum Sündenbock, zu jemandem, der häufig zur Schnecke gemacht wird. Aus Angst davor verkriechen sich viele schon vorauseilend in ihr Schneckenhaus und nehmen am Leben (zu) wenig teil.
Die Stimmungslage ist dann oft von Machtlosigkeit, Niedergeschlagenheit, Ohnmacht und häufig auch von jammervollen Klagen geprägt. Schon am Morgen zeigt sich der passive Widerstand darin, nicht aus dem Bett zu kommen, sich dem Tag nicht offen(siv) zu stellen, sondern sich defensiv zu verhalten bis hin zu Drückebergerei und Feigheit. Ergebnis ist ein langweiliges Leben ohne Spannung, das allerdings lange währt, weil es das Herz und alles andere schont – eine Form von Lebensverweigerung und kindlicher Einstellung, die den anderen die Verantwortung überlässt.
Weiterführend: »Herz(ens)probleme«

## Das Thema bearbeiten

Die Aufgabe liegt darin, Hingabe zu lernen, statt ohnmächtig auf sie zu sinken, sich bewusst auf Mutter Erde einzulassen und eine lebendige Beziehung zu ihr und generell zum weichen, fließenden, weiblichen Prinzip zu entwickeln. Ziel könnte sein, sich ganz bewusst von Mutter Erde auffangen und tragen zu lassen und Mutter Natur als

## SONDERFALL

### BINDEGEWEBSSCHWÄCHE

**Dieser mit Krampfadern, Geweberissen, Bluterguss- und Thromboseneigung einhergehende Symptomkomplex kommt bei Frauen oft zu einem niedrigen Blutdruck hinzu. Das Bindegewebe hat die Aufgabe, alles im Organismus zu verbinden und dem Ganzen Form und Halt zu geben. Seelisch steht die Bindegewebsschwäche für mangelnde Verbindlichkeit, fehlenden Halt und eine Neigung, nachzugeben und sich gehen zu lassen. Zu geringer Bindungs- und Kontaktfähigkeit kommen wenig Verlässlichkeit, aber große Verletzbarkeit und ein nachtragendes Wesen hinzu, wie die lange anhaltenden und sichtbaren blauen Flecken auf körperlicher Ebene dokumentieren. Aufgabe ist es zu lernen, sich bewusst anzupassen und mit dem Strom des Lebens zu schwimmen, allen wesentlichen Impulsen bewusst nachzugeben und etwas daraus zu machen.**

Heimat zu entdecken, Erdverbundenheit und lebendige Verwurzelung anstreben und im Sinne des »Dein Wille geschehe« Verantwortung und Macht in höhere Hände legen. Wo hingebungsvolle Entspannung Schlaffheit und Neigung zu Ohnmacht ersetzt, kann *Panta rhei – alles fließt* zum Lebensmotto werden.

Echte Demut, vorbildliche Flexibilität und Elastizität können zu einer allem gewachsenen Anpassungsfähigkeit führen. Die Opferhaltung und das Leiden am Leben können in tief empfundenes, von Herzen kommendes Mitleid (lateinisch *misericordia*) gewandelt werden. Die Hingabe an das Leben wird dazu führen, den eigenen Platz im Leben zu finden und sich für dieses zu erwärmen, sodass starke Wurzeln wachsen können.

## Ganzheitliche Maßnahmen

- Hilfreich sind alle Übungen zur nachträglichen Entwicklung von Urvertrauen, also alle Exerzitien, die Einheitserfahrungen ermöglichen, besonders der verbundene Atem, aber auch alle darauf zielenden Meditationen und vor allem Aqua-e-motion und das damit verbundene Schweben im körperwarmen Wasser ▸ **siehe Seite 155**
- Den Satz »Geben ist seliger als Nehmen« statt auf der Blutebene auf der Ebene der Lebenskraft verwirklichen. Diese bewusst und reichlich in Form von echter Hinwendung und Zuwendung verschenken wie Mütter an ihre Kinder, ohne etwas zurückzuerwarten
- Mit den CDs »Niedriger Blutdruck« und »Selbstliebe« Hingabe und Selbstannahme üben
- Regelmäßige moderate Bewegung im Sauerstoffgleichgewicht, um das Herz-Kreislauf-System in Gang zu halten oder es wieder in Gang zu bringen
- Eine im Sinne der TCM wärmende Ernährung bevorzugen, die Energie ins System bringt ▸ **siehe Seite 156**
- Homöopathische Konstitutionsbehandlung ▸ **siehe Seite 21**
- Weiterführend: »Herz(ens)probleme«

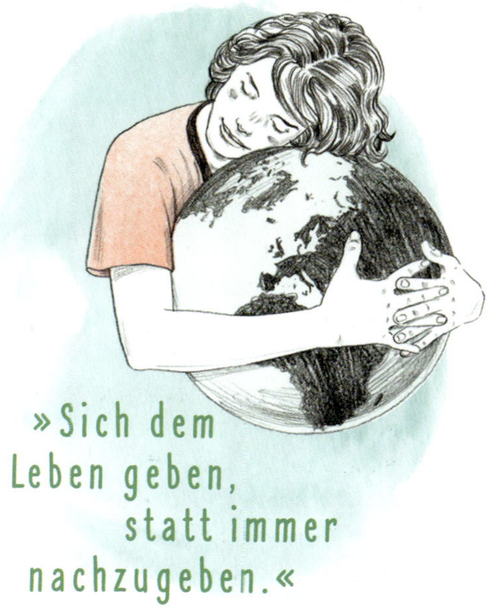

# BRONCHITIS UND LUNGENENTZÜNDUNG

**Krieg im Kontaktbereich • Kritik auf schleimige Art äußern • Husten als Aggressionsäußerung • Mit dem tiefsten Austausch in den Lungenbläschen steht alles auf dem Spiel: Wenn der vor lauter Konflikt nicht mehr stattfindet, droht Ersticken • Kampf um die Freiheit, sein Leben zu leben**

## Die Sprache der Seele

Bei **Bronchitis** sind die Bronchien, unsere Verbindungswege zwischen Innen- und Außenwelt, konflikthaft umkämpft. Ein Krieg im Kontaktbereich zeugt von Auseinandersetzungen, die verbal nicht geführt wurden, von unterdrückten Antworten, nicht geäußerter Kritik und mangelnder Ehrlichkeit. Statt den Betroffenen etwas zu husten, wird Schleim abgehustet, um die verstopften Kontaktwege wieder freizubekommen. Schleim verkörpert Seelisches. Wer schleimt, schmiert jemandem Honig um den Bart, wobei die Ehrlichkeit in dieser Art der Kommunikation auf der Strecke bleibt. So kann eine Schleim produzierende Bronchitis Heucheleien andeuten. Bei krampfhafter, spastischer Bronchitis geht es eher um verklemmte, verkrampfte Aggression, die sich länger aufgestaut hatte. Dabei schnürt es vor Anstrengung die Luftwege zu und Enge und Angst machen sich stattdessen breit.

Bei der **Lungenentzündung** sind entsprechende Kommunikationskonflikte noch tiefer und damit auf die ungleich bedrohlichere Ebene des direkten Austausches in den

### SCHLÜSSELFRAGEN

- Was hindert mich daran, offen, offensiv und direkt meine Wahrheit auszudrücken?
- Wo liegen meine Kontaktprobleme?
- Wem würde ich gern etwas husten und trau mich nicht?
- Zu welchem Thema kommuniziere ich unehrlich?
- Wo schränke ich meine Freiheit ein, wo drohe ich sie mir ganz und damit das Leben zu nehmen?

Lungenbläschen gesunken. Wenn die ganze Austauschfläche betroffen ist, kann der Kontakt mit der Welt ganz eingestellt werden. Tatsächlich sterben rund 30 000 Deutsche jährlich daran. Der Grund dafür ist einerseits, dass Antibiotika (wegen zunehmender Resistenzen) immer schlechter greifen und andererseits immer gefährlichere Krankenhauskeime entstehen.
Bei Lungenentzündung sitzt der unverarbeitete Konflikt auf der allertiefsten Ebene.

## Das Thema bearbeiten

Bei **Bronchitis** geht es darum, statt Krieg in den Luftwegen die offensive Auseinandersetzung bei den zugrunde liegenden Konflikten zu suchen, sich erregen zu lassen, statt sich Erregern zu öffnen. Die Auseinandersetzungen sind auf verbaler Ebene auszufechten, man muss sich trauen, den Betroffenen *etwas zu husten*, statt hustend die Luftwege zu strapazieren. Bei schleimiger Bronchitis ist daran zu denken, die eigenen Kontakte zu pflegen und gut zu ölen, damit auch Auseinandersetzungen wie geschmiert laufen und selbst in Konfliktsituationen alles in Fluss und die Kommunikation insgesamt flüssig verläuft. Wer sich geschmeidig auch über kritische und herausfordernde, ja sogar als gefährlich erlebte Themen austauschen kann und über gute, auch mutige Kontakte verfügt, dessen Kommunikation(sweg) bleibt offen.

### SONDERFALL

**SPEZIELLE BRONCHITIDEN**

**Bei der Raucherbronchitis kommt es durch den dauernden Reiz des Zigarettenkondensats zur chronischen Entzündung der Bronchien. Das verdeutlicht den möglicherweise schon seit Jahrzehnten schwelenden Kommunikationskonflikt.**
**Bei der chronisch obstruktiven Bronchitis verrät das Adjektiv »chronisch« die lange Geschichte dieses Kontakt- und Kommunikationskonflikts. Dieser macht sich in den Luftwegen breit und weist darauf hin, dass Themen wie Streitkultur und Freiheit zu kurz gekommen sind. Selbstverständlich sind Rauchen und die Luft der Großstädte zusätzliche Erschwernisse.**

Bei der **Lungenentzündung** ist die tiefste Kommunikation angesprochen, bisherige absolute Tabubereiche ins Bewusstsein zu holen, dunkelste Geheimnisse sind mutig anzugehen und mit dem Licht der Bewusstheit zu konfrontieren. Offen(siv)e Auseinandersetzungen im Austauschbereich bis hin zu aggressiven Kämpfen rechtzeitig führen. Die Lungenflügel als Schwingen der Freiheit erkennen und sie oft ausbreiten und für weite Gedankenreisen nutzen.

## Ganzheitliche Maßnahmen

- Kommunikationstrainings wie Themenzentrierte Interaktion nach Ruth Cohn oder gewaltfreie Kommunikation nach Marshal Rosenberg ▸ **siehe Seite 156**
- Inhalationen mit schleimlösenden Ölen
- Ernährung am besten vegan, ohne verschleimende Milch(produkte)
- Schüßler-Salz: Kalium chloratum
- Homöopathie bei chronischer Bronchitis: Calcium sulfuricum C30, einmal 3–5 Globuli
- Die CD »Rauchen« liefert gute Möglichkeiten, sich den Konflikten in den Luftwegen beziehungsweise im Kommunikationsbereich zuzuwenden und der Lunge zu helfen. Das Taschenbuch »Rauchen« ermöglichte schon vielen den Ausstieg aus dem Rauchen

»Mutige Kommunikation mit dem Leben – in Kontakt bleiben mit eigenen kritischen Themen.«

# BULIMIE UND MAGERSUCHT

**Polarität von Fülle und Erfüllung • Kampf zwischen weiblich runder Fülle und asketischer Strenge • Ablehnung und Bekämpfung des heraufdrängenden Frauseins • Erbrechen als Strafe und Reinigungsritual**

## Die Sprache der Seele

Essstörung ist alles, was beim Essen nicht der Sättigung von Hunger und dem Genuss dient. Sobald Essen zu einer Ersatzbefriedigung wird, liegt eine Störung vor, also Essen als Liebesersatz, was zu Kummerspeck führen kann, um ausgebliebene Belohnungen zu kompensieren, sich eine isolierende Schutz- und Fettschicht anzufuttern oder die weibliche Figur in Babyspeck zu verbergen ▸ **siehe Seite 147 f.** Die am meisten ver-

breiteten Essstörungen sind Bulimie und deren Eskalation, die Magersucht (Anorexie). Früher hieß **Bulimie** »Ess-Brech-Sucht«, was das Thema noch sehr deutlich macht. Es handelt sich letztlich um ein Problem mit der Polarität, wo ein Kind, meist ein Mädchen, den Übergang ins Reich des Weiblichen verweigert, weil es die Fülle der weiblichen Formen nicht annehmen kann.
Einerseits hat das Mädchen ein Bedürfnis nach Fülle, sobald sich diese aber beim und durch das Essen einstellt, fühlt es sich *zum Kotzen*. Der Übergang vom Mädchen zur Frau, und sehr selten vom Jungen zum Mann, wird bekämpft und durch das Erbrechen werden das Ansetzen von Fett und die Entwicklung von Formen verhindert.
Die Polarität mit dem bedrängenden Weiblichen und überhaupt Geschlechtlichen wird als unrein empfunden, und damit wird auch weibliche Fülle und Rundheit abgelehnt. Erbrechen als Mittel zum Loswerden der Fülle wird deshalb als erleichternd empfunden und allmählich zum Zwang.
Die Fressanfälle sind Versuche, über Füllung des Magens innere Leere aufzufüllen. Das anschließende Erbrechen ist Strafe und Reinigung zugleich. Das Mädchen zwingt sich wieder herzugeben, was sie als illegales Einverleiben erlebt, da sie sich Genuss weder in Gestalt von Liebe noch Essen gönnen kann. Der Aspekt der Sucht (und Suche) wird in der schier unstillbaren Gier deutlich, die mit der Sehnsucht nach Askese ringt.

## SCHLÜSSELFRAGEN

- **Was fürchte ich am Weiblichen?**
- **Wieso kann und darf ich mir keinen Genuss gönnen?**
- **Was belastet mich so sehr am Essen?**
- **Wohin will ich fliehen?**
- **Warum will ich diese Welt mit ihren Formen vermeiden?**

So tobt besonders bei der **Magersucht**, wo das Mädchen damit droht, sich lieber zu *verdünnisieren* als ihr Schicksal als Frau zu akzeptieren, auch ein Kampf zwischen Materie und Geist, (Lebens-)Hunger und Verzicht, Egozentrik und völliger Hingabe. Dabei bekommen nicht selten am Ende Keuschheit und Geschlechtslosigkeit bis hin zur Entmaterialisierung im Tod die Oberhand. Hier wird der Schatten der Askese, die eigentlich Lebenskunst meint, in dem unbewussten Wunsch zu verschwinden deutlich. Ein striktes Nein zur Körperlichkeit führt zu einer immer fanatischer werdenden Flucht aus der Polarität mit ihrem (be)drängenden Weiblichen. Dazu gehören Angst und Ablehnung von Sexualität. Der Widerwille gegen die Weiblichkeit kann auch die Mutterschaft einschließen und bis zu Ekel vor allem Weiblichen – und damit auch allem Aufnehmen und Hereinholen – gehen.

## SONDERFALL

**BINGE EATING**

**Einzelne Fressanfälle muss man nicht gleich zu einer psychiatrischen Diagnose hochstilisieren, wie es im Fall von Binge Eating geschehen ist. Wer dreimal die Woche essend über die Stränge schlägt, braucht noch keinen Psychiater, sondern die Motivation, sich zusammenzureißen und im Sinne der Krankheitsbilder-Deutung hinter seine Antriebe zu schauen. Was lässt ihn die Kontrolle verlieren, was fehlt ihm so sehr, dass er Fülle statt Erfüllung wählt?**

## Das Thema bearbeiten

An erster Stelle steht die Aussöhnung mit dem Frausein. Bewusst vom Mädchen zur Frau werden, die Kraft und Macht des Weiblichen in sich – genussvoll – entdecken. Der Übergang der Pubertät ist rituell und zu jeder (Lebens-)Zeit zu bewältigen. Die Ekstase der sinnlich-erotischen Liebe als Vereinigung von Gegensätzen in der Polarität erkennen und als Vorgeschmack auf die himmlische Liebe schätzen lernen.

**Fressphasen** signalisieren den Auftrag, die Welt des Körperlichen anzunehmen, ihr essend Einlass zu gewähren und sich als Geschlechtswesen anzunehmen. Dazu gehört auch die Bereitschaft, sich auf die Welt der Polarität einzulassen und die unschuldige, reine Kindheit aufzugeben. Wir sollen nicht bleiben wie die Kinder, sondern nach einem vollendeten Lebenskreis wieder werden wie sie. Folglich gilt es, vorher viel zu lernen, sich etwas vom Leben zu gönnen, reichlich hereinzuholen an Eindrücken, Erfahrungen, Empfindungen, sodass ein Wechsel zwischen engagiertem Nehmen und Geben, Empfangen und Verschenken entsteht. Den Archetyp der Venus kennenlernen und genießen in erfüllender Sinnlichkeit.

**Brechphasen** verraten den Wunsch nach konsequenter Reinigung und die dahinterliegende Sehnsucht nach vollkommener Reinheit bis hin zu Jungfräulichkeit.

**Hunger- oder Magersuchtsphasen** zeigen den Wunsch, in durchgeistigte Welten vorzudringen und geistige Welten zu erobern. Statt die Polarität zu fliehen, gilt es, den Versuch zu machen, sie im Sinne des Entwicklungsweges in Richtung Einheit zu überwinden. Auch dazu muss aber der Elfenbeinturm körperloser Reinheit zuerst verlassen werden, denn der Körper dient in jedem Fall als Sprungbrett. Die Welt ist nicht zu meiden, sondern zu überwältigen, im Sinne von sich darüber erheben und die Einheit gewinnen. Hier können alle Einheitserfahrungen nach Maslow beziehungsweise Gipfelerlebnisse (*peak experiences*) ▸ **siehe Seite 156** förderlich sein.

Hilfreich ist alles, was zur Aussöhnung mit dem Irdischen führt und mit den höheren geistig-spirituellen Welten verbindet, etwa Liebesfeste mit ihrem genussvoll-orgiastischen, sowohl körperlichen als auch seelischen Nehmen und Geben: sich geliebte Partner einverleiben, sie zum Fressen gern mögen und sich Ekstase, auch sexuell-sinnliche, wie einen Vorgeschmack auf die himmlische Liebe gönnen.
Weiterführend: »Lebenskrisen als Entwicklungschancen« (darin auch »Pubertätsrituale«) sowie »Frauen-Heil-Kunde«

## Ganzheitliche Maßnahmen

- Bewusste Rituale des Weltessens, wie es Buddhisten als »Bhoga üben« kennen, statt die Welt des Kühlschranks »aufzufressen«
- Bewusste Fastenrituale im Frühjahr und Herbst erleben
- Erlöste bewusste Reinigungsübungen des Weggebens wie Aufräumen, Ausmisten, Fasten, Schwitzen, Ausscheiden
- Reinigungskuren bezüglich Ernährung, Sinneseindrücke und Gedanken durchführen
- Pubertätsrituale können nachgeholt werden, etwa mit der CD »Lebenskrisen als Entwicklungschancen«
- Übungen und Exerzitien der Strenge und Konsequenz wie Schweigezeiten im Kloster oder klösterliche Fastenzeiten wie beim an die Zentradition angelehnten Fasten – Schweigen – Meditieren-Seminar im Heil-Kunde-Zentrum ▸ **siehe Seite 155**
- Tantrische Rituale und Seminare, um sich als Frau annehmen zu lernen
- Übungen zur Gewinnung der Mitte: Tai Chi, Töpfern auf der rotierenden Scheibe, Mandalamalen und Mandalameditation
- Eigentherapie mit CDs wie »Sucht und Suche«, »Frauenprobleme«, »Lebenskrisen als Entwicklungschancen«
- Krankheitsbilder-Psychotherapie ▸ **siehe Seite 23, 155**

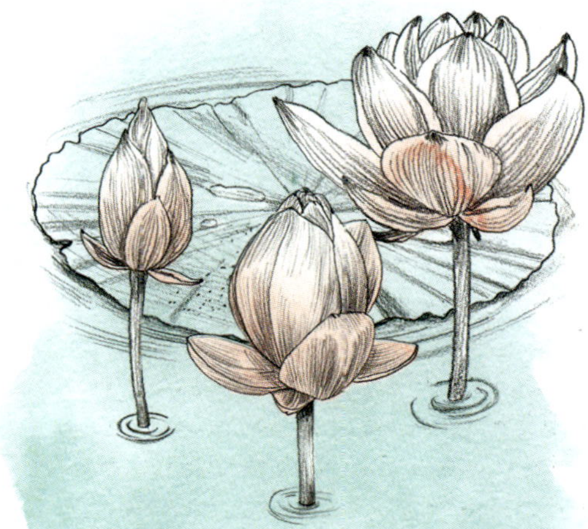

»Die Kindheit verlassen: Frau werden – und Liebe(n) lernen.«

# DEMENZERKRANKUNG

**Das große Vergessen • Verdämmern • Sich (geistig) zurückziehen • Den Geist in eigene Welten (nicht gelebter Kindlichkeit) unter- beziehungsweise eintauchen lassen • Der Geist verabschiedet sich unerlöst und lässt den Körper allein zurück**

## Die Sprache der Seele

Es gibt verschiedene Demenzerkrankungen, bei allen ist das Gedächtnis, vor allem das Kurzzeitgedächtnis, gestört. Betroffen ist also das Gehirn, unsere Logistik- und Kommunikationszentrale, die über ihren Nachrichtendienst des Nervensystems das ganze Körperland kontrolliert. Wo es gestört wird, gerät entsprechend alles außer Kontrolle.

### SCHLÜSSELFRAGEN

**Zur Vorbeugung:**

- **Kenne ich meinen Weg und habe ich ihn sicher vor Augen?**
- **Wie unterstütze ich mein Wieder-Werden-wie-ein-Kind?**
- **Lasse ich mein inneres Kind leben und beteilige ich es an unserem gemeinsamen Weg?**
- **Bin ich dem Geheimnis des Loslassens auf der Spur?**

Alzheimer ist eine verschärfte Form der Demenz. Das Krankheitsbild führt zu vorzeitigem Altern, weshalb es ursprünglich präsenile Demenz hieß. Hier flüchtet sich jemand unbewusst tatsächlich vorzeitig aufs Altenteil, muss keine Verantwortung mehr übernehmen und zeigt deutlich, dass er nicht mehr kann – er erinnert die Vergangenheit nicht mehr, kann nichts mehr tun und vor allem weiß er nichts mehr.

Die Verbindung zum Entwicklungsweg ist verloren. Der christliche Auftrag, wieder zu werden wie die Kinder, sinkt in den Schatten beziehungsweise Körper, Demenzkranke werden kindisch. Sie entwickeln sich tatsächlich zurück und kehren die Entwicklungsrichtung vom Kind zum Erwachsenen einfach um. Am deutlichsten wird das an Bildern von Malern, die Alzheimer bekommen: Sie müssen durch all die Stufen ihrer künstlerischen Entwicklung zurück, bis sie zum Schluss auf Kinderniveau kritzeln.

Die Verantwortung für Nächstliegendes wird aufgegeben – das Kurzzeitgedächtnis geht zuerst. Der Weg und jede Orientierung gehen dahin – am Ende des Lebens ist kein

Ziel in Sicht und der Weg aus den Augen verloren. In der aufkommenden Verwirrung ließe sich ebenfalls der Schatten des Loslassens erkennen. Wenn sich der Mensch gottgleich als Krone der Schöpfung sieht, ist jetzt »Götterdämmerung« angesagt: Das große Vergessen macht frei von jeder Vergangenheit, winzige, sich im Kreis drehende Trippelschritte zeigen, wie sich alles im Kreis dreht. Die Minderung der Sprechfähigkeit macht deutlich, dass man nichts mehr zu sagen hat und nicht mehr in Zeit und Rhythmus ist. Leben aber ist Rhythmus und geht jetzt beschleunigt zu Ende. Die Unfähigkeit zu erkennen (Agnosie) verdeutlicht, wie wenig man noch mit der Welt in Kontakt ist und wie Erkenntnisse unmöglich werden. Die Flucht zurück in die Kindlichkeit ist am Ende vollkommen, alle Verantwortung ist an die Umgebung abgegeben. Ganz zum Schluss erkennen Demenzkranke sich selbst nicht mehr und der absolute Gegenpol zur Selbsterkenntnis ist erreicht. Die Stimmung wechselt zwischen Depression und der Aufforderung, sich mit dem Tod auszusöhnen, sowie Euphorie und der Anregung, das Himmelreich in sich, in der Erleuchtung oder Befreiung zu finden.

## Das Thema bearbeiten

Bei Alzheimer ist mangels Therapien Vorbeugen die entscheidende Chance. Es gilt, das übergeordnete Ziel des Lebens als einen Entwicklungsprozess zu erkennen, einen Lebenskreis mit Stationen vom Kind bis zum Wieder-werden-wie-ein-Kind. Das innere Kind am Leben teilhaben lassen und die großen staunenden Augen des kleinen Prinzen und Kindes wiedererwecken. Loslassen frühzeitig zum Thema machen, erst mit kleinen Dingen beginnen, dann aber an jedem Lebensübergang dafür Wesentliches und Entscheidendes zurückgeben.
Sich bewusst und mutig von der Vergangenheit mit ihren Bindungen und Verbindlichkeiten lösen: vergeben statt vergessen. Alles, was man anderen nachträgt, gilt es, rechtzeitig abzustellen.
Sich frühzeitig auf den Entwicklungsweg machen und lieber kleine Schritte wagen als keine. Immer ruhiger und stiller werden, denn nur in der Stille kann Gott zu uns sprechen und nur in der Stille hören wir ihn. Entspannung zulassen und als Gegenpol zur spannenden Welt der Polarität erkennen. Sich allmählich mit dem Tod anfreunden, statt sich von Depressionen den Kontakt mit ihm aufzwingen zu lassen. In der kleinen alltäglichen Glückseligkeit versuchen, das große Glück zu finden.
Wissen gilt es, in Weisheit zu wandeln und diese letztlich aufzugeben im Sinne des »Ich weiß, dass ich nichts weiß«. Leben im Hier und Jetzt ist frühzeitig zu üben als Ritual für die Rückkehr in die Einheit.
Weiterführend: »Krankheit als Sprache der Seele«

## Ganzheitliche Maßnahmen

- Loslassen üben, etwa mit dem Tischaufsteller »Das Geheimnis des Loslassens« – ein Jahr lang jede Woche etwas weglassen
- Frühzeitig in Kontakt mit dem eigenen inneren Kind gehen
- Mandalas malen und als Meditationsobjekte nutzen, sich dabei mit dem Lebensweg beschäftigen
- Bewusstseinsgymnastik, etwa mit der einen Hand eine stehende, mit der anderen eine liegende Acht in die Luft malen
- Aussöhnen mit Alter und Tod, etwa bei Hospizarbeit oder Altenpflege
- Mary Newport konnte belegen, dass eine ketogene Diät mit wenig Kohlenhydraten, dafür aber mit Kokosöl, bei der der Organismus vom eigenen Fett lebt, selbst bei fortgeschrittenem Krankheitsbild noch Erfolge bringt, wie etwa eine Rückkehr des Humors ▸ **siehe Seite 156**

»Das große Vergessen in das große Loslassen wandeln.«

# DIABETES

**Die Süße des Lebens weder an- noch aufnehmen • Zuckerdurchfall – Zucker durchfallen lassen • Sich nichts gönnen • Statt süß sauer werden • Angst vor der Liebe**

## Die Sprache der Seele

Die Zuckerkrankheit (Diabetes mellitus) wurde früher Zuckerharnruhr, Zuckerdurchfall genannt, und tatsächlich fällt dabei die Glukose, der Zucker, durch. Betroffene haben sozusagen Angst, die Süße des Lebens aufzunehmen und zu bewahren. Die Bauchspeicheldrüse, deren Aufgabe einerseits die aggressive Analyse der Nahrung und andererseits die Sicherstellung süßen Genusses ist, spielt beim zweiten Teil nicht mehr mit:

Sie produziert kein Insulin mehr, das die Zellen für Glukose aufschließt.
Beim sogenannten juvenilen Diabetes versiegt die Produktion schlagartig, oft nach einem Schock. Bei der früher »Altersdiabetes« genannten Form, die heute auch schon Jugendliche ereilt, ist die Bauchspeicheldrüse aufgrund einer ungesunden Lebensweise erschöpft und kommt dem Bedarf nicht mehr nach. Letztere Form ist bereits durch eine Ernährungsumstellung auf pflanzlich-vollwertig therapierbar.
Beim Durchfall der süßen Liebe sind die Betroffenen aus Angst in Liebesdingen nicht auf Empfang eingestellt, ihre Zellen öffnen sich dem Zucker nicht. Der Wunsch nach süßer Liebe und süßem Leben mag durchaus vorhanden sein, allerdings bei gleichzeitiger Unfähigkeit, sie hereinzulassen, anzunehmen und sich seelisch darauf einzulassen. Betroffene neigen dazu, aus Mangel an Liebe *sauer* zu werden – seelisch und auf Stoffwechselebene (die Säure-Basen-Balance ist aus dem Lot) –, und hadern dann mit dem Leben.

## SCHLÜSSELFRAGEN

- **Wieso sperre ich mich gegen die Liebe und das süße Leben?**
- **Wie könnte ich mich der Liebe öffnen und das venusische Prinzip des Lebens zu mir einladen?**
- **Was macht mich so sauer?**
- **Wieso gönne ich mir nichts?**

## Das Thema bearbeiten

Die Angst und Enge in Bezug auf Liebesdinge gilt es, (an-)zu erkennen und sich die Unfähigkeit, die Süße des Lebens in all ihren Formen hereinzulassen, einzugestehen. Aufgabe ist es zu lernen, Liebe durchzulassen und im wahrsten Sinne des Wortes durchlässig für sie zu werden. Aber auch, sie nicht aufzuhalten, sondern wirklich – gleichsam selbstlos – fließen zu lassen, nichts von ihr zu wollen, aber viel zu geben. Es gilt, sich der Liebe ohne Hintergedanken zu öffnen, sie frei und ohne Vorbehalte und ohne Widerstand fließen zu lassen. Liebe nie festzuhalten versuchen, sondern immer bereitwillig weiterzugeben ist das große Ziel, das es dem Körper abzunehmen gilt.
Andererseits gilt es auch, sich auf seelischer Ebene abzugrenzen und Nein sagen zu lernen, wo einem die falsche Art von Liebe angetragen wird. So wie der raffinierte Zucker ist auch fordernde, ausnutzende Liebe beziehungsweise Sexualität zu meiden. Es ist also Aufgabe, eine gute Balance zwischen Annehmen und Abgeben zu finden. Besser Liebe und sogar emotionale Abhängigkeit zulassen, als auf körperlicher Ebene von Insulin abhängig zu werden.

## Ganzheitliche Maßnahmen

- Wichtig ist eine Ernährungsumstellung auf pflanzlich-vollwertig; sie reicht mit Fasten beim Typ-2-Diabetes meist aus, um von Medikamenten wieder loszukommen. Aber auch beim Typ 1 wird damit die benötigte Insulinmenge deutlich reduziert und die *Einstellung* erleichtert
- Die Grundlagen einer Liebeskultur im eigenen Leben entwickeln im Sinne einer Liebesschule wie im Buch »Mythos Erotik« angedeutet
- Ernährung: Karottensaft, Schwarzwurzeln und Kokosöl
- Weiterführend: »Peace-Food« und »Richtig essen«

»Sich dem Fluss der Liebe anvertrauen – die Liebe lieben lernen und durchlässig für sie werden.«

# DICKDARMENTZÜNDUNG

**Blutiger Bürgerkrieg in der Unterwelt ohne Rücksicht auf Verluste • In der Hölle ist der Teufel los • Blut und Wasser schwitzen aus Angst • Unbewusstes Opfer der eigenen Vitalität • Schwere Abhängigkeit (vom Abort)**

## Die Sprache der Seele

Colitis ulcerosa ist die gefährlichste Dickdarmentzündung. Es kann dabei zu schweren Verlusten an Blut kommen, das für Lebenskraft und -energie steht. Aber auch Wasser, das Symbol der Seelenflüssigkeit, und Elektrolyte, die Salze des Lebens, sowie Schleim, der für gut geölte oder geschmierte Verhältnisse sorgt, gehen verloren. Die Unterwelt, das Reich des Unbewussten, lässt in größter Not sogar die lebenswichtigsten

Stoffe entweichen. Dieses autoaggressive Geschehen bildet einen Bürgerkrieg in der Unterwelt ab, einen verlustreichen Konflikt mit Selbstzerstörung.
Es könnte auch ein »Schleimscheißer« im Spiel sein, der, statt die offen(siv)e Konfrontation zu suchen, anderen *hinten reinkriecht*, um *sich lieb Kind* zu *machen* und so seine Interessen *hintenherum* durchzusetzen. Die Autoaggression lässt der Ausdruck *»sich den Hintern aufreißen«* durchblicken. Bis zu 40 Stuhlentleerungen lassen den *Schiss* erkennen und machen Angst deutlich. Wer ständig *Blut und Wasser schwitzt*, muss ständig *die Hosen herunterlassen* und könnte darin die Aufforderung erkennen, ehrlich zu werden.
Wenn in der Hölle die Teufel los sind, erstaunen die magischen Blut- und Schweißrituale im Unterweltmilieu kaum mehr, die Betroffene hintenheraus *bluten lassen*, was so viel wie zahlen bedeutet. Sie opfern nicht nur ihr Blut, sondern oft ihr ganzes Leben, denn in den Zeiten ihrer Blutopfer sind sie praktisch an den Abort gefesselt. Sie bringen ein unbewusstes Opfer ihrer eigenen Vitalität, und statt sich diese Selbstzerstörung auf Seelenebene bewusst zu machen, zwingen sie damit nicht selten Angehörige ebenfalls in eine Opferrolle.
In der Symptomatik werden aber auch verzweifelte Versuche deutlich, sich bis aufs Blut von etwas Unbewusstem in der Unterwelt zu reinigen, den Darm mit dem Stahlbesen zu putzen. Die vielen Dutzend Entleerungen erinnern schon fast an einen Waschzwang auf unterster Ebene.
Der Bürgerkrieg in der Unterwelt spiegelt die widerstrebenden inneren Kräfte und die Angst, ein eigenes Leben und die eigene Individualität zu verwirklichen. Oft kommt es zum Verzicht auf ein eigenständiges Leben zugunsten einer symbiotischen Einheit mit einem anderen Leben, häufig dem einer verschlingend erlebten Mutter.
Das frühe Abhängigkeitsverhältnis spiegelt sich im ständig wunden Babypopo und

## SCHLÜSSELFRAGEN

- **Wofür zahle ich mit meinem Blut?**
- **Wieso und wofür mache ich mich zum Opfer?**
- **Wofür bringe ich diese schweren Blutopfer, wofür opfere ich das Wasser meines Lebens und mein Leben?**
- **Wovor habe ich diese unüberwindbare Angst?**
- **An wem oder an was bin ich hängen geblieben?**
- **Aus welcher Symbiose muss ich heraus? Und wer oder was lässt mich nicht?**

im Nicht-sauber-Werden. Wer Windeln braucht, ist früh hängen geblieben, häufig an einer bedrohlich und streng kontrollierend erlebten Mutter, die absolute Unterwerfung verlangt und geradezu eine Symbiose erzwingt. Was immer zu Selbstverantwortung führt, kann deshalb einen Schub auslösen. Es besteht große Gefahr der bösartigen Entartung bei Nicht(be)handlung.

## Das Thema bearbeiten

Die Aufgabe liegt darin, eine mutige und zur Not bis aufs Blut und jedenfalls ans Eingemachte gehende Auseinandersetzung mit eigenen widerstrebenden Kräften im Schatten(reich) zu führen. Es braucht alle Energie beim Ringen um die seelischen Schatten und weitestgehende Opferbereitschaft und Härte sich selbst gegenüber. Statt sich mit Schuldgefühlen zu quälen, ist jene tief gehende Reue notwendig, die in der Antike als Metanoia eine grundlegende Umkehr und Neubesinnung meinte. Abhängigkeiten sind zu klären und Unabhängigkeit ist unter Umständen mithilfe einer Psychotherapie zu erkämpfen. Dabei müsste es um eine äußerst mutige Durchdringung der Schattenwelt und die Aussöhnung mit den eigenen magischen Themen gehen, die bis zum Seelenhandel im Sinne eines »Paktes« reichen und an die Unterwelt fesseln. Es ist Opferbereitschaft bis zum letzten Blutstropfen am entscheidenden seelischen Thema gefragt und zu klären, wer die eigene Seele beherrscht und wessen Seele man beherrschen will. Weiterführend: »Verdauungsprobleme«

## Ganzheitliche Maßnahmen

- Die CD »Verdauungsprobleme« zur kleinen Psychotherapie in Eigenregie nutzen
- Die Ernährung auf pflanzlich-vollwertig umstellen ▸ **siehe Seite 20**, um die Energie aus den autoaggressiven Prozessen herauszunehmen
- Eine intensive Kauschule absolvieren und lernen, alles flüssig zu kauen
- Krankheitsbilder-Psychotherapie ▸ **siehe Seite 23, 155**
- Warme Hände auf den Bauch auflegen, auch mit Reiki, Deeksha ▸ **siehe Seite 21**
- Kohlblätter blanchieren, warm in ein Tuch einschlagen und den Wickel auf den Unterbauch legen

---

»Abstieg in die eigene Hölle zur Aussöhnung mit den persönlichen Teufeln, um letzte Ehrlichkeit zu verwirklichen.«

---

# DÜNNDARMENTZÜNDUNG

**Schwelende Konflikte in einem von der Entwicklung überholten Bereich • Verdauung des Lebens auf Ab- und Umwegen • Chronische Kämpfe in Sackgassen und auf aussichtslosen Positionen**

## Die Sprache der Seele

Die Dünndarmentzündung »Morbus Crohn« betrifft (vor allem) den letzten Abschnitt des Dünndarms, in dem es um Analyse und Assimilation, also die materielle Nahrungsverarbeitung geht. Komplikationen sind die Bildung von Seiten- und Nebenausgängen sowie Sackgassen im Sinne von äußerst unangenehmen Darm- und Analfisteln, die gleichsam »illegale« Verbindungen des Darms zur Körperoberfläche oder zu anderen Hohlorganen darstellen. Es handelt sich um lange schwelende, chronische Konflikte im hinteren Ende des Dünndarmes, wo es nicht mehr viel zu verdauen gibt, in einer Art Reserve-Verdauungsbereich, der kaum noch eine Rolle spielt.

Die seelische Gestimmtheit der Betroffenen reicht dann auch von »keine Rolle mehr spielen« über »ignoriert werden« und »nicht zum Zuge kommen« bis zu »sich links liegen gelassen fühlen«. Sie neigen dazu, stur auf eingefahrenen Gleisen zu bleiben, festgefahrenen Mustern unflexibel zu folgen, auf traditionellen Wegen zu beharren und in alten, nicht mehr zeitgemäßen Gewohnheiten stecken zu bleiben. Die Angst vor allem Neuen, insbesondere vor neuen Wegen, beherrscht und blockiert das Leben.

Der Körper springt wiederum ein und baut sich die Auswege und Rettungsgassen, in denen sich dann die entzündlichen Konflikte darstellen. Bei diesen Notausgängen in Gestalt von Fisteln handelt es sich oft um Engpässe und Umwege, die auf der Körperebene keine idealen Auswege darstellen. Auf der Beziehungsebene herrschen – bei geringem

### SCHLÜSSELFRAGEN

- Wo stecke ich fest und beharre auf alten Mustern?
- Welche wirklichen Auswege bieten sich mir?
- Wie komme ich zurück in den Mittelpunkt des Geschehens?
- Wo eröffnen sich mir neue Wege, das Leben zu verdauen?

Selbstbewusstsein – symbiotische Beziehungsmuster mit einer Tendenz, sich nach außen abzuschotten.

## Das Thema bearbeiten

Sich mutig und offen(siv) um neue Wege der Verarbeitung materieller Eindrücke kümmern, dabei ruhig auch Umwege in Kauf nehmen und Engpässe überwinden, um schließlich den eigenen Weg zu finden, das Leben mit seinen Herausforderungen zu verdauen. Sich couragiert aus Sackgassen wie symbiotisch engen Beziehungen lösen und befreien, um kreativ und erfinderisch neue und eigene Wege im Bereich der Verdauung des Lebens auszuprobieren.
Statt körperlich bedenkliche Routen als Notausgänge zu kreieren, ginge es darum, im übertragenen Sinn neue Wege zu gehen und Auswege aus ausweglos erscheinenden Lebenssituationen zu finden.
Es gilt, Eigenregie zu entdecken und Fantasie zu entwickeln. Verlässliche Außenkontakte aufbauen und Verbindungen nach draußen herstellen, um zu enge symbiotische Verhältnisse zu überwinden. Neue Kommunikationswege suchen und finden, dabei verbindlich(er) werden.
Die Fisteln zeigen den Weg (eine Analfistel entleert sich unkontrollierbar mangels Schließmuskel): Auswege finden, auch hintenherum, selbst wenn sich dabei erst einmal Verschlechterungen ergeben im Sinne von Kontrollverlust. Das spiegelt die Aufgabe, sich auf neue Wege ohne Kontrolle einzulassen und sich gehen zu lassen. Lieber Notausgänge wählen, als im Alten, Traditionellen zu verharren, auch wenn es dabei eng werden könnte. Manche Fisteln sind sehr eng und neigen dazu, neue Konflikte in Gestalt von Entzündungen auszulösen. Den Lebenskampf wagen und Bereitschaft zu (geistigen) Umwegen entwickeln. Die Engpässe verweisen auf bewusste Beschränkung auf das Wesentliche.

## Ganzheitliche Maßnahmen

- Konfliktbewältigungsstrategien im Hinblick auf Schattenthemen erlernen mit dem Buch »Das Schattenprinzip« und der CD »Schattenarbeit«
- Krankheitsbilder-Psychotherapie ▸ **siehe Seite 23, 155**
- Entzündungshemmende Ernährung: frische vitaminreiche, pflanzlich-vollwertige Vitamin-C-reiche Kost
- Weiterführend: »Verdauungsprobleme«

> »Auseinandersetzung mit alten Schattenthemen führt zur Befreiung aus Sackgassen.«

# DURCHBLUTUNGSSTÖRUNG

**Engpässe in der Energieversorgung • Einbetonierte Verkehrswege • Energetische Strangulierung von Organen und Systemen • Leben in zu engen Bahnen**

## Die Sprache der Seele

Blutgefäße sind die Verkehrswege der Lebenskraft, Arterien die eigentlichen Energiestraßen, die das frische Blut zu den Organen und Zellen transportieren. Wenn sie enger werden, wird es eng fürs Leben. Durchblutungsstörungen sind die häufigste Ursache von Herz- und Hirninfarkten, aber auch die Basis der sogenannten Schaufensterkrankheit. Sie entstehen auf dem Boden von seelischen Fehlhaltungen, Bluthochdruck und Fehlernährung.

Die Arterienverkalkung (Arteriosklerose) läuft auf eine teilweise oder generelle »Einbetonierung« der Blutwege hinaus und damit auf eine Behinderung des vitalen Lebensflusses. Symbolisch handelt es sich um Verhärtungen und Hindernisse im Strom der Lebensenergie. Diese Volkskrankheit ist typisch für Menschen, die unter hohem Druck stehen und ihren Lebensweg äußeren Zwängen unterstellt haben, wie sie oft durch Arbeit, Familie und Besitzverhältnisse entstehen. Arterienverkalkung spiegelt ein Leben in engen, festgefügten Bahnen, das weder dem Entwicklungspotenzial noch den Anlagen und Interessen entspricht. Statt auf lebendige Entwicklung ist es auf Absicherung vorgegebener, festgefügter Wege ausgerichtet. Dort fließt aber zu wenig Energie, um individuellen Entwicklungschancen gerecht zu werden.

Die Behinderung der Lebensflüsse spiegelt häufig auch ein Nachlassen der Elastizität und Flexibilität mit fortschreitendem Alter, was zunehmende seelische Enge und den steigenden Innendruck anzeigt. Der weibliche Pol, der sich in entspannt mäandernden

### SCHLÜSSELFRAGEN

- Wer oder was setzt mich so unter Druck?
- Wo habe ich meinen Lebensfluss eingemauert oder einmauern lassen?
- Welche meiner Lebensthemen bekommen zu wenig Energie?
- Wo bin ich starr, stur und unelastisch geworden?

Fließbewegungen zeigen würde, kommt entschieden zu kurz, stattdessen herrscht eine starke zielgerichtete (Lebens-)Strömung, in anfangs angespannten, später obendrein noch verhärteten Verhältnissen.

## Das Thema bearbeiten

Die Aufgabe liegt darin, sich in energetischer Hinsicht auf Wesentliches zu konzentrieren, Energieverschwendung aufzugeben und eine strikte und stringente Einteilung der eigenen Energie durchzuhalten. Strenge Effizienz anstelle von Verzettelung, Wichtigtuerei und sinnlosen Stellvertreterkämpfen ist notwendig. Die Verwirklichung von Energiesparmaßnahmen steht an. Die Drucksituationen im eigenen Leben gilt es zu erkennen und sich dem entscheidenden Kampf zu stellen.

## Ganzheitliche Maßnahmen

- Entspannungsprogramme und Meditation ▸ **siehe Seite 22** können sehr hilfreich sein
- Ernährung auf pflanzlich-vollwertige Kost umstellen, am besten gänzlich vegan essen (mit Knoblauch!)
- Moderates Bewegungstraining im Sauerstoffgleichgewicht
- Ansteigende Fußbäder
- Weiterführend: »Herz(ens)probleme«

# ENTZÜNDUNG

**Vom Bewusstsein ins Körperland verschobener Kampf • Aggressionsproblematik • (Über-)Betonung des männlich aktiven Pols • Krieg und Auseinandersetzung**

## Die Sprache der Seele

Bei der Infektion handelt es sich um eine Entflammung (lateinisch *inflammatio*) eines seelischen Konfliktes auf Körperebene. So wie wir uns für einen Menschen, mit dem wir ein heißes Thema teilen, entflammen können, geschieht das hier für andere heiße, das heißt strittige und umkämpfte Themen. Da sie auf geistig-seelischer Ebene nicht gelöst wurden, ist nun die Körperbühne dran. Die Angreifer, Mikroorganismen wie etwa

Bakterien, Viren oder Pilze, dringen ein, um sich im eigenen Körperland breitzumachen und zu vermehren. Die Abwehr des Organismus versucht die Eindringlinge einzukesseln und den Konflikt lokal zu begrenzen. Wo das nicht gelingt, kommt es zur Generalmobilmachung im Fieber ▸ siehe Seite 82. Mit jedem Grad Fieber verdoppelt sich die Abwehrkraft. Bei Bakterien dauert es die sogenannte Inkubationszeit, bis sich der Organismus auf die Feinde eingestellt hat, um dann mit seinen Antikörpern, den Lenkwaffen, gezielt in den Krieg einzugreifen.

Die Ent*zündung* (*-itis*) ist also ein verkörperter Konflikt, der zum Krieg ausarten kann und von Aggression getragen ist. Die Sprache macht es deutlich: Oft reicht ein Wort als *zündender Funke*, um ein ganzes Pulverfass *in Brand* zu *setzen*, einen schwelenden Konflikt wieder *aufflackern* zu lassen und das (Körper-)Land zu *entflammen*, besonders wenn jemand *Feuer an die Lunte legt*. Wird eine Brandfackel ins Haus geworfen, steht dieses bald in Flammen, vor allem wenn schon vor der Explosion viel Zündstoff vorhanden war. Wer schon länger innerlich *vor Wut kocht, brennt* auf die Lösung und *geht* rasch *in Flammen auf*.

## Das Thema bearbeiten

Statt Kriege in den Körper sinken zu lassen, sich lieber Herausforderungen und neuen Impulsen stellen, sie die Abwehr in Gestalt der Bewusstseinsgrenze passieren und sich von ihnen bewusst aufwühlen und erregen lassen wäre die heilsamere Devise. Die Entladung von bereits Aufgestautem zulassen und Staus überhaupt vermeiden, indem man den Mut aufbringt, sich erregenden Themen und Konflikten zu stellen, *heiße Eisen* anzupacken und Entscheidungen zu fällen, das Leben in Angriff zu nehmen. Grundsätzlich wäre es wichtig, sich mit dem Aggressionsprinzip auszusöhnen und seine positiven Seiten zu entdecken wie (Zivil-)Courage, Konfrontationsbereitschaft, (Wage-)Mut und die Bereitschaft, Entscheidungen zu treffen, in dem Sinne, dass man das Schwert aus der Scheide zieht und loslegt – und den Lebenskampf wagt.

### SCHLÜSSELFRAGEN

- **Was erhitzt und erregt mich so, ohne dass ich es mir eingestehe?**
- **Worauf brenne ich, ohne es mir (noch) einzugestehen?**
- **Welchen Konflikt übersehe ich, welchem weiche ich aus?**
- **Was erregt mich, ohne dass ich dazu stehen kann?**
- **Welchen Kampf vermeide ich um fast jeden Preis?**

## SONDERFALL

**ENTZÜNDUNGSHERD**

**Hinter einem Entzündungsherd steckt ein chronisch schwelender Konflikt, ein fauler Kompromiss, der ständig Energie verbraucht. Es herrscht die Situation eines Stellungskrieges, wo kaum noch gekämpft wird, aber alles verbunkert und verbarrikadiert bleibt, Lebensenergie und -kraft in den Schützengräben versickern. Seelisch handelt es sich um eine Art Dauerfrustration, einen bestenfalls noch halbherzigen Kampf, an den die Krieg führenden Parteien nicht mehr richtig glauben, der nur noch schwächt und ebenso müde wie mürbe macht.**

## Ganzheitliche Maßnahmen

Zur Vorbeugung eignen sich:

- CD-Programm »Ärger und Wut, zwei geführte Meditationen«, um mit den negativen Emotionen fertig zu werden und die darin gebundene Energie wieder für positivere Zwecke zurückzuholen
- Regelmäßige Bewegung im Sauerstoffgleichgewicht wie moderates Joggen – aber bei jedem Wetter!
- Abhärtende Maßnahmen, die auch Mut verlangen, etwa die Empfehlungen von Pfarrer Kneipp wie Wechselduschen, kalte Güsse und Bäder, Tau- und Schneetreten. Morgens immer kalt enden beim Duschen ▸ **siehe Seite 21, 156**
- Saunaanwendungen mit entsprechend kalten Einlagen
- Regelmäßiges Fasten ▸ **siehe Seite 154**
- Entzündungshemmende Ernährung: frische vitaminreiche, pflanzlich-vollwertige Kost mit täglich Obst (Vitamin C)
- Homöopathie: bei trockener Hitze: Aconitum C30, einmal 3–5 Globuli,
  bei feuchter Hitze: Belladonna C30, einmal 3–5 Globuli
- Weiterführend: »Aggression als Chance«

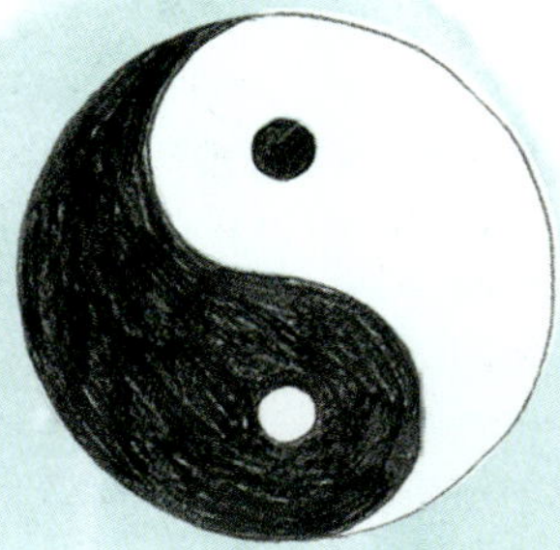

»Der Krieg ist der Vater aller Dinge, sagte Heraklit. Alles braucht aber auch eine Mutter.«

# ERKÄLTUNG UND GRIPPE

**Kommunikationsstreik: genug von allem haben • Seelische Wagenburgsituation • Sich nach außen verschließen und dichtmachen • Aggression austeilen: Husten, Niesen • Sich für nichts mehr erwärmen, auf nichts mehr heiß sein**

## Die Sprache der Seele

Würden Kälte und Zug Erkältungen verursachen, wären Eislaufen und Windsurfen gefährlich. Tatsächlich können Betroffene sich für ihre jeweilige Lebenssituation nicht mehr erwärmen. Das aber trauen sie sich weder vor sich selbst noch vor anderen einzugestehen und holen sich stattdessen (unbewusst) eine Grippe beziehungsweise schnappen sich Erreger auf, um das Drama auf der Körperbühne zu inszenieren. Die Einzeldiagnosen »Rhinitis«, »Pharyngitis«, »Laryngitis«, »Tonsillitis«, »Otitis« und vielleicht noch »Bronchitis« verraten die Entzündungen. Konflikt und Streik betreffen alle Luft- und Atem- und damit oberen Kommunikationswege.

Statt vom Leben und seinen erregenden Themen lassen sich Betroffene von Viren erregen. Die Umgangssprache macht ehrlich: *verschnupft sein, die Nase gestrichen voll haben, dichtmachen* – alle Redewendungen verkörpern den Wunsch, sich aus dem Konflikt- und Krisenbereich zurückzuziehen. Alle Sinnespforten werden nach außen verschlossen, der *Hals schwillt einem* (zu) und verrät gleichermaßen das Bedürfnis nach Rückzug wie nach Aggressionsäußerung. Warnungen wie »komm mir nicht zu nahe, ich bin erkältet« sind ebenso deutlich wie das Sozialverhalten, wenn Abwehrwälle aus

### SCHLÜSSELFRAGEN

- Was lässt mich so zumachen?
- Wovor habe ich Angst und wovon genug?
- Was läuft um mich herum falsch und fließt schon lange nicht mehr harmonisch?
- Wieso lasse ich meine Kommunikation so deutlich zusammenbrechen?
- Warum kann ich mich nicht adäquat wehren?
- Wer oder was hindert mich auszudrücken, was längst gesagt werden müsste?

Papiertaschentüchern entstehen, um sich Menschen und Situationen vom Leib zu halten. Angestrengte Augen und überforderte Ohren signalisieren *nichts mehr sehen und hören* zu *wollen*. Man will nur noch ins Bett, sich die Decke über den Kopf ziehen und sich seinen Fluchtwünschen und Empfindlichkeiten hingeben. Diese können bis zum Haarspitzenkatarrh (»rühr mich nicht an«), zu Zerschlagenheitsgefühl und Heiserkeit gehen, als hätte man sich geprügelt und die Seele aus dem Leib geschrien. Dabei hat man tatsächlich sogar die verbale Auseinandersetzung verweigert.
Der Kommunikationsstreik ist vollkommen: Die Nase ist voll und dicht, die Bronchien tendenziell ebenfalls. Der Hals verrät in seiner schmerzhaften Verengung, dass hier jemand nichts mehr schlucken will.
(Stock-)Schnupfen zeigt, wie nichts mehr fließt und (anfangs) verhindert zu riechen, was einem stinkt. Heiserkeit verhindert auszusprechen, was man sich nicht traut. Mandelentzündung verhindert zu schlucken, wovon man genug hat. Ein Tubenkatarrh mit Verschluss der Ohrtrompete hindert einen daran zu hören, was man nicht mehr hören kann. So muss man niemandem mehr sein Ohr leihen. Und anstatt hinauszutrompeten, was überfällig ist und schon lange gesagt werden wollte, kann man nun allen etwas husten und die Meinung sagen, ja sie in dieser getarnten Form sogar hinausbellen oder in offensiven Hustenstößen äußern.

## Das Thema bearbeiten

Es geht darum, sich das eigene Desinteresse an der momentanen Lebenssituation einzugestehen. Wie der Schnupfen muss auch das Leben wieder in Fluss gebracht werden, um aufgestaute Probleme zu bereinigen und Lösungen im Kommunikationsbereich zu finden. Wichtig ist Offenheit für Veränderungen. Ungleich besser wäre, die beiden Übergangszeiten des Jahres mit Fasten und damit entschlackend und entgiftend anzuerkennen, statt Reinigung in Gestalt von Fließschnupfen und Auswurf an den Körper zu delegieren.
Was einen so kalt lässt, dass das Blut gefriert, wäre mutig und offensiv loszulassen, damit wieder Raum für erregende Themen entsteht, die einen heiß und anmachen und wirklich reizen. Es geht darum, sich bewusst (Lebens-)Räume zu schaffen, auch mit aggressiven Methoden, um sich der Umwelt wieder mit heißem und sogar brennendem Herzen zu öffnen. Wer Feuer und Flamme für sein Leben ist, wird selbst drängende Probleme mit Begeisterung in Angriff nehmen und sich seiner Haut gegebenenfalls auch offensiv und schlagfertig wehren.
Sind wir heiß aufs Leben, können wir uns gar nicht erkälten, so etwa frisch Verliebte, die selbst ein Liebesfest im Pulverschnee ohne Erkältung überstehen würden. Wer voller Begeisterung und heiß darauf im Fluss des Lebens schwimmt, ist auch sicher

vor Entzündungen und damit auch vor Erkältung und Grippe.
Aufgabe ist es, sich täglich bewusst nach außen zu verschließen, Grenzen zu setzen, sich den inneren Raum zum Beispiel für Meditationen freizuhalten. Angesagt ist ein freiwilliger Rückzug von solchen Aktivitäten, die das Herz nicht mehr berühren und bei denen es einem nicht mehr warm ums Herz wird. Es gilt, sich aktiv und offensiv gegen Einflussnahmen zu sperren, sich auch offen(siv) gegen Widersacher zu wehren und konkret und im übertragenen Sinn Raum für sich zu schaffen, um sich Herausforderungen und dem (Lebens-)Kampf zu stellen.

## Ganzheitliche Maßnahmen

- Den notwendigen Rückzug mutig und offensiv angehen, etwa in einer bewussten Klostereinkehrzeit oder in, obendrein vorbeugenden, klösterlichen Fastenzeiten wie beim an die Zentradition angelehnten Fasten – Schweigen – Meditieren im Heil-Kunde-Zentrum ▸ siehe Seite 155
- Reinigungsrituale wie indisch-ayurvedische Nasenspülungen ▸ siehe Seite 21
- Wärmende Ernährung im Sinne der TCM mit wärmenden Speisen wie Curry- und Ingwer-Zimt-Gerichten ▸ siehe Seite 156
- Alle abwehrsteigernden Maßnahmen, wie sie beim Thema »Entzündung« aufgeführt sind ▸ siehe Seite 78
- Ansteigende Fußbäder
- Erkältungstees wie Lindenblütentee mit Honig
- Brustwickel: klein geschnittene Zwiebel oder geraspelten Meerrettich (Achtung: nicht auf nackter Haut!) in ein Tuch schlagen und als Wickel auf die Brust legen
- Schwitzkuren mit Lavendel-, Lindenblüten- oder Zitronenmelissentee
- Schüßler-Salz: Ferrum phosphoricum (auch bei Ohrenschmerzen)
- Maßnahmen bei Erkältung mit Fieber ▸ siehe Seite 82

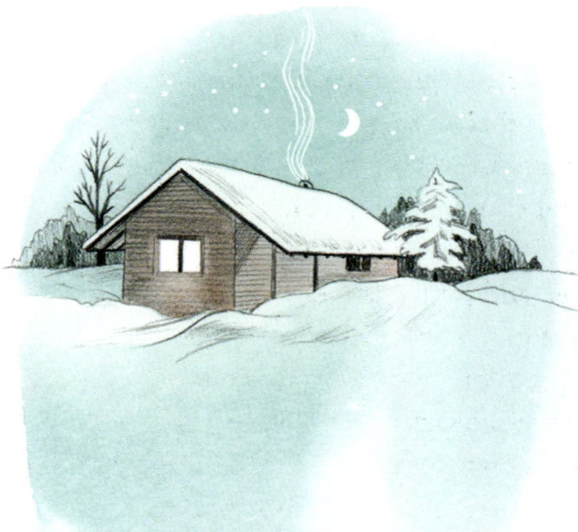

»Heißes Herz,
kühlen Kopf,
warmen Bauch
und warme Füße
meidet jede Grippe.«

# FIEBER

**Für etwas brennen • Einer Lösung entgegenfiebern • Heiß sein auf ein Thema • Den Kampf um alles wagen**

## Die Sprache der Seele

Fieber ist eine mögliche Begleiterscheinung von Entzündung(en) und damit von Krieg im Körper. Ist der Kampf nicht mehr am Ort der Entzündung beherrschbar, kommt es zu einer generellen Abwehr und Fieber. Dabei löst der Organismus die Generalmobilmachung aus und wirft alles in den Kampf gegen die Invasion der Feinde. Diese Eindringlinge sind Erreger in Gestalt meist von Bakterien oder Viren. Mit jedem Grad Fieber verdoppelt sich die Kampfkraft des Immunsystems. Der generalisierte Konflikt hat bei Fieber den ganzen Organismus und das Wesen der Betroffenen im Griff. Fiebernde sind *Feuer und Flamme* auf körperlicher statt auf Bewusstseinsebene. Sie *brennen* und sind *heiß auf Lösungen*, *fiebern* ihnen entgegen. Fieber ist ein gutes Zeichen einer intakten Abwehr.

Schlimm ist dagegen die Unfähigkeit zu fiebern, die sich entwickelt, wenn über lange Zeit Fieber mit Mitteln der Schulmedizin unterdrückt wird.

Im Kindesalter ist hohes Fieber etwa bei Kinderkrankheiten wichtig, um die jeweiligen Erreger zu töten, die Abwehr zu üben und wahrscheinlich auch, um mitgebrachte Krankheitsdispositionen gleichsam auszubrennen. Es verrät die zu Anfang des Lebens noch auf beiden Ebenen vorhandene Konfliktfreudigkeit, die sich seelisch unter anderem in der Trotzphase und entsprechenden Wutanfällen spiegelt. Sie besteht aber auch in erlöster Form im (Wage-)Mut der Kinder, ihrer Abenteuerlust und kindlichen Neugier.

### SCHLÜSSELFRAGEN

- **Wie angriffslustig bin ich im übertragenen Sinn?**
- **Wofür brenne ich und zeige es nicht?**
- **Was lässt mich auf falscher Ebene kämpfen?**
- **Welche meiner heißen Wünsche und brennenden Bedürfnisse unterdrücke ich?**
- **Was macht mich heiß und was tue ich dafür?**

## Das Thema bearbeiten

Aufgabe ist es, mutiger, entscheidungsfreudiger zu leben, das Schwert (eigener Schlagfertigkeit) öfter aus der Scheide zu ziehen und in Bezug auf die *heißen Eisen den Kampf* zu *wagen*, sich rascher zu ent*scheiden*. Auseinandersetzungen soll man wagen und Streitkultur entwickeln, sich seinem Leben stellen und für eigene Themen kämpfen. All das reduziert die Notwendigkeit von Fieber. Statt im eigenen inneren Feuer zu *schmoren* oder gar *vor Wut* zu *kochen*, gilt es, die geistig-seelische Generalmobilmachung auszurufen, um Lösungen zu ringen und zu kämpfen, ihnen entgegenzu*fiebern*. Wer sich in *fiebriger* Erwartung und hoher Spannung offen(siv) den Auseinandersetzungen mehr im Geist als auf materiellen Schlachtfeldern stellt, hat bessere Chancen, nicht nur siegreiche Schlachten zu schlagen, sondern auch den Kampf ums eigene Leben zu gewinnen. Wird die bisher im Körper vorhandene Kampfbereitschaft auf Bewusstseinsebene verlegt, können Konflikte offen(siv) und mutig im Geist ausgefochten und erfolgreicher be*stritten* werden.
Es gilt, sich für herausfordernde Anliegen zu begeistern und mit schlagenden Argumenten statt mit Fieberschüben zu kämpfen.
Wer *Schlagfertig*keit auf verbaler Ebene entwickelt, seine Argumente scharf und zielsicher *mit spitzer Zunge ins Feld führt* und das alles mit dem inneren Feuer der Begeiste-

## SONDERFALL

### MALARIA

**Das Wechsel- oder Sumpffieber fordert weltweit mehr Menschenleben als jede andere Krankheit. Die typischen periodischen Fieberanfälle mit Schüttelfrost entstehen durch den Zerfall der Lebenskraft in Gestalt der Blutkörperchen.**
**Aufgabe wäre, mutig und geradezu fieberhaft den eigenen Rhythmus zu suchen und zu finden und ihm mit Engagement und großem energetischem Einsatz nachzuleben. Es gilt, sich statt den Erregern dem Leben mit seinen erregenden Auseinandersetzungen zu öffnen, äußere und innere Feinde anzunehmen und niederzukämpfen und immer aufs Neue für seine Lebensinteressen zu streiten – aber auch zu lernen, sich offen(siv) und aggressiv zu wehren.**
**Andererseits ist auch wichtig, die eigene Abwehr- und Kampfkraft wie auch den Mut richtig einzuschätzen, bevor man sich in Malarialänder wagt.**

rung verbindet, kann *wie im Fieber* handeln und lieben. Immerhin lässt sich ja auch das Feuer der Leidenschaft entzünden und ist allemal besser als Entzündungen. Deshalb: ein heißes Leben führen voll heißer Liebe und heiß machender Themen, auf Lösungen brennen und sich Strittigem stellen!

## Ganzheitliche Maßnahmen

- Bei beginnendem, leichtem Fieber: Lindenblütentee fördert Fieber und holt das Feuer über Schwitzen heraus
- Heiße Nahrung (im Sinne der TCM ▸ **siehe Seite 156**) und heiße Gewürze wie Ingwer und Curry können Fieber noch anfeuern
- Fieber nur in Notfällen behandeln im Sinne von senken, und dann zuerst mit Wadenwickeln und kühlen Einläufen
- Homöopathie bei trockenem hohen Fieber ohne Schweiß: Aconit C30, einmal 3–5 Globuli
- Homöopathie bei beginnendem Schwitzen: Belladonna C30, einmal 3–5 Globuli
- Weiterführend: CD »Wut und Ärger«

# GEHIRN- UND HIRNHAUT-ENTZÜNDUNG

**Kampf um die Hauptsache • Die (Schalt-)Zentrale ist belagert • Lebensbedrohlicher Konflikt • Krieg in der Hauptstadt: Sein oder Nichtsein**

## Die Sprache der Seele

Mit dem Gehirn ist die (Schalt-)Zentrale für Logistik und Kommunikation, der Regierungssitz im Körperland umkämpft, mit der Gehirnhaut deren Schutzzone. Extreme Kopfschmerzen symbolisieren die Hilfeschreie aus der umkämpften Hauptstadt. Dass es überhaupt so weit kommen konnte, verrät erhebliche Abwehrschwäche auf Regierungsebene.
Bei Erwachsenen zeigt sich verdrängte Aggression auf höchster Ebene und auch die mangelnde Bereitschaft, bewusst in den

Kampf ums (eigene) Leben einzusteigen und sich seinen Lebensraum zu erobern. Die Gefahr, das Leben zu versäumen, zeichnet sich am Horizont ab.
Die starre, unflexible Haltung, die in der Zentrale eingerissen ist, wird in der Genickstarre (Opisthotonus) deutlich, die geradezu wie eine Karikatur selbstgerechter Geradlinigkeit, aber auch überzogener Selbstbehauptung wirkt. Bei einem alten Mann spricht man dann vom Hagestolz.
Wenn die Erreger die Gehirnhäute, die Stadtmauern der Hauptstadt, überwinden und in diese eindringen, kommt es zur Gehirnentzündung (Enzephalitis) und einem Krieg ums Ganze, um Sein oder Nichtsein. Ab jetzt bleibt nur die Wahl, sich auf höchster Ebene vom Leben erregen zu lassen oder sich den Erregern zu ergeben und ihnen das Feld des Lebens zu überlassen.

## Das Thema bearbeiten

Aufgabe ist es, auch auf höchster Ebene konfliktfähig zu werden, sogar Auseinandersetzungen und Kämpfe auf oberster Ebene und um die entscheidenden Themen zu riskieren. Es gilt, sich auf Kämpfe ums Ganze einzulassen, mutige Offenheit zu entwickeln, die eigenen Bewusstseinsgrenzen für erregende, revolutionäre Ideen und kritische Auseinandersetzungen zu öffnen.
Jetzt heißt es: sich offen(siv) und mutig um die Regelung seines eigenen Lebens kümmern, den Kurs seiner Lebensbarke von der Kommandobrücke mit Selbstbewusstsein und Stolz bestimmen, Herausforderungen mutig angehen. Den Kampf ums (Über-)Leben sollte man annehmen und mit seinem ganzen Einsatz austragen, sich dabei in zentralen Lebensfragen erregen lassen und sich Herausforderungen, die den Lebensnerv treffen, mit Courage stellen.

## Ganzheitliche Maßnahmen

- Entzündungshemmende Ernährung: vollwertig-vegan
- Absolute Bettruhe, um den fiebernden Organismus in seiner Abwehrkraft zu unterstützen
- Die Hilfe der Schulmedizin mit ihren Antibiotika dankend annehmen
- Weiterführend: »Krankheit als Sprache der Seele« und »Aggression als Chance«

### SCHLÜSSELFRAGEN

- **Welche erregenden Themen lasse ich nicht bis zur Regierung vor?**
- **Welchen zentralen Konflikt versuche ich aus meinem Leben auszuklammern?**
- **Wo geht es bei mir um Leben und Tod?**

# HALSSCHMERZEN UND SCHLUCK-BESCHWERDEN

**Blockade des oberen Eingangs aus Not • Armer Schlucker im Streik • Müllschlucker der Familie, der Abteilung ... • Kritiklos statt differenziert offen • Lieber schlucken als spucken**

## Die Sprache der Seele

Schmerzen im Hals sind Hilfeschreie von der Eingangspforte unseres Körperhauses. Im Rahmen von Erkältungen oder Mandelentzündungen macht der Hals dicht und das Leben wird eng. Die Themen Einverleibung von Materie wie auch Verbindung und Kommunikation sind schmerzhaft infrage gestellt und zum Teil blockiert. Die Passage nach innen ist heftig umkämpft. Statt sich auf seelischer Ebene gegen Zumutungen zu wehren, muss der Körper den Widerstand inszenieren.

Die Mandeln, Polizeistationen an der engsten Pforte, werden zum Kampfplatz, was sie anschwellen lässt und das Schlucken unter Schmerzen erschwert – schlimmstenfalls wird es gänzlich verweigert. Die Botschaft des Körpers an die Seele lautet: »Hör auf damit, alles kritiklos zu schlucken und dir alles gefallen zu lassen, *schlucke* einfach nicht mehr, was inakzeptabel ist!« Der *arme Schlucker* sollte anfangen, sich zu wehren, und dem Körper den Kampf wieder abnehmen. Jugendliche mit chronischen Mandelentzündungen und Schluckbeschwerden lassen sich zu viel gefallen, was ihnen gar nicht gefällt, akzeptieren Dinge, die ihnen nicht entsprechen.

Auch wer zu viel Ungesagtes immer wieder herunterschluckt, bevor er es zu äußern

### SCHLÜSSELFRAGEN

- Was schlucke ich, statt es abzulehnen?
- Was schlucke ich, statt es wieder auszuspucken?
- Wo lasse ich mir zu viel gefallen?
- Was widerstrebt mir, ohne dass ich es sage?
- Was bleibt mir im Hals stecken?
- Was will ich nicht hereinlassen – und warum tue ich es dennoch?

wagt, dem mag einiges im Hals stecken bleiben und Schluckbeschwerden verursachen. Etwas Falsches essen, was einem gar nicht bekommt, zum Beispiel Milch(produkte), die den Organismus verschleimen und Halsschmerzen fördern, führt zu belegter Zunge und fördert Entzündungen.
Und wenn man zu viel am Hals hat, kann auch das zu entsprechenden Problemen im Hals führen.

## Das Thema bearbeiten

Es ist wichtig, Wächter an die Sinnestore zu stellen – wie es Buddhisten ausdrücken – und besser zu kontrollieren, was hereinkommt. Man muss aufpassen, nicht mehr alles einfach unkritisch anzunehmen, zu akzeptieren, zu schlucken, sondern sich aggressiv und kämpferisch verweigern, wo es notwendig ist.
Es gilt, die Eingangspforte ins Innenreich verteidigen zu lernen, entschieden und bestimmt abzulehnen, was nicht passt, kampfbereit die An- und Aufnahme von Ungeeignetem zu verweigern und auch einfach mal ganz zuzumachen. Selbst schon Geschlucktes kann mutig wieder ausgespuckt werden, wenn klar ist, dass es mehr schadet als nützt. Sich trauen, Offensives und Kritisches laut und deutlich auszusprechen, im Ernstfall (aus) zu spucken statt zu schlucken.
Aus dem Schmerz beim Schlucken von Kröten und anderen unangenehmen Dingen und Wahrheiten das eigene Aggressionspotenzial erspüren, um es in Kampfkraft zu verwandeln und sich seiner Haut und Eingangspforte zu erwehren.

## Ganzheitliche Maßnahmen

- Erstmaßnahme: aufhören zu schlucken auf allen Ebenen und die Zeit nutzen, all das anzuschauen und zu revidieren, was unnötig geschluckt wurde
- Strenges kämpferisch abwehrbereites Regime bezüglich künftiger Schluckakte
- Salbeitee mit Honig trinken und Salbeibonbons lutschen
- Eukalyptusbonbons zur kühlenden Besänftigung des Kriegsschauplatzes
- Emser-Salz-Pastillen lutschen, wenn es um die Stimme geht
- Kohlwickel: Kohlblätter blanchieren, noch warm in ein Tuch einschlagen und um den Hals legen (Wirbelsäule aussparen)
- Mit Eigenurin gurgeln ▸ **siehe Seite 21**
- Ernährung auf pflanzlich-vollwertig umstellen, idealerweise vegan

»Vom armen Schlucker zum frechen Spucker.«

# HAUTAUSSCHLAG

**Die Haut als Bühne aggressiver Durchbrüche • Das eigene Fell unansehnlich machen • Was im Leben nicht zur Blüte kommt, erblüht auf der Bühne der Haut**

## Die Sprache der Seele

Konfliktgeladene Auseinandersetzungen im Kontaktbereich zeigen sich körperlich. Die Haut schlägt anstelle ihres Besitzers aus und lässt etwas Unansehnliches, Unangenehmes über die Körpergrenze hinauswachsen. Das wiederum erschwert Körperkontakt und Zärtlichkeit, die andere Aufgabe der Haut. Wer sich unansehnlich macht, wird folglich weniger berührt. Der Ort des Ausschlags verrät wie immer, wo das Thema sitzt. Mit dem Gesicht ist die eigene Fassade betroffen, mit den Ellbogen die Durchsetzungsfähigkeit, mit den Händen unsere Handwerkszeuge und Organe der *Mani*pulation. Dahinter steckt das zwar aggressionsgeladene, aber doch nicht *ausschlag*(geb)ende Bedürfnis, sich zu wehren. Es zeigt sich die Energie eines drängenden Konflikts, der Grenzen herausfordernd diese durchbrechen und sich im Außen manifestieren will. Wenn Betroffene das nicht zulassen, wird die Haut zum Schauplatz.
Neues drängt grenzverletzend ans Licht der Bewusstheit, Verdrängtes, zu lange Zurückgehaltenes möchte sich aus der Unterdrückung befreien. Das Auf- und Herausbrechende zeigt unsaubere, unansehnliche Themen, Schattenaspekte, die andere abschrecken und sie einem vom Leib halten.

## Das Thema bearbeiten

Aufgabe ist es, Schlagfertigkeit statt Ausschlag zu entwickeln, auszuteilen und das

### SCHLÜSSELFRAGEN

- **Was drängt herauf und schlägt aus?**
- **Wo muss ich mehr austeilen, wo mehr mitteilen?**
- **Warum eigentlich mache ich mich unansehnlich?**
- **Welche Konflikte gehen mir ständig unter die Haut?**
- **Was blüht auf meiner Haut statt im Leben?**

## SONDERFALL

### PICKEL UND AKNE

**Pickel sind kleine Vulkane, deren innerer Sprengstoff sie nach außen explodieren lässt. Pubertätsakne tritt dort auf, wo ein mutig geschnittenes Abendkleid Haut zeigt. Und dort will auch die aufkeimende Sinnlichkeit und Lust gelebt werden. Es gilt zuzulassen, was drängt und treibt, und die eigenen Grenzen mit Genuss und Freude freiwillig zu öffnen, statt dem Körper diese Aufgabe zuzuschieben. Aufgabe ist, mit den »heißen« Themen Sexualität und Partnerschaft das Herz statt die Haut(-Grenze) entzünden zu lassen. Pickel sind als Abwehr und Selbstschutz vor Begegnungen und Berührungen durch Unansehnlichkeit zu durchschauen. Statt Pickel ist es besser, Sinnlichkeit auszudrücken.**

Thema von der Körperbühne zurück ins Bewusstsein zu holen. Es ist besser, sein Inneres im übertragenen Sinn nach außen zu kehren und Grenzverletzungen und -konflikte bewusst offenzulegen. Bei notwendigen anstehenden Auseinandersetzungen sollte man im übertragenen Sinn ausschlagen und seine Aggressionen ausdrücken.
Im Bewusstsein der eigenen Aggressionen gilt es, diesen Ventile zu schaffen und im übertragenen Sinn *loszuschlagen* und *sich seiner Haut zu wehren.* Es geht um freiwillige Grenzöffnungen aus freien Stücken und von innen heraus, um Zwangsmaßnahmen auf Körperebene überflüssig zu machen.
Aufgabe ist es, sinnlichen Hautkontakt zu suchen, zu fördern und zu finden. Durch das Öffnen der eigenen seelischen Grenzen von innen heraus kann man durchlässiger werden und die Hautgrenzen entlasten.
Es ist besser, sich unangenehme Menschen, die einem auf den Pelz rücken, mutig vom Leib zu halten, als sich selbst unansehnlich und *abstoßend* zu machen. Wer freiwillig eigene oder sich zu eigen gemachte Grenzen und Normen infrage stellt und gleichzeitig selbstbewusst abstößt, was ihn stört, nimmt seiner Haut einiges ab. Die beste Vorbeugung wäre, eigene Schatten schon wahr- und wichtig zu nehmen, bevor sie sich äußern und auf der Haut niederschlagen.
Bei Symptombildern, die zu Schwellungen und Verdickungen der Haut führen, sind die eigenen Grenzen mutig und offen(siv) zu verteidigen. Bei Ausschlägen, die nässen, zu Rissen, Schrunden (Rhagaden) und anderen Öffnungen der Haut führen, wären die Grenzen mutig und offen(siv) zu öffnen.

## Ganzheitliche Maßnahmen

- Es empfiehlt sich nicht, den Ausschlag schulmedizinisch wieder nach innen zu treiben, vor allem mit Kortison
- Bewusst lernen, sich seiner Haut zu wehren, etwa durch Selbstverteidigungs- oder Rhetorikkurse
- Mit der Doppel-CD »Hautprobleme« sein Grenz- und Kontaktorgan auf der Seelen-Bilder-Ebene kennen-, schätzen und verteidigen lernen
- Eigenurin auf die betroffenen Stellen auftragen ▸ **siehe Seite 21** und ihn als juckreizstillendes, austrocknendes und linderndes Medikament, das immer zur Verfügung steht, schätzen und nutzen lernen
- Schüßler-Salz bei Hautirritationen: Kalium sulfuricum
- Schüßler-Salz bei Juckreiz: Magnesium phosphoricum
- Weiterführend: CD und Buch »Lebenskrisen als Entwicklungschancen«

»Schlagfertig werden statt Ausschlag entwickeln.«

# HERZINFARKT

**Das strangulierte, verhungernde Herz • Herz unter Druck • Das vernachlässigte Herz: kein Raum für Herzensdinge • Energiemangel in Herzensangelegenheiten • Leben ohne Herzenslust**

## Die Sprache der Seele

Mangelversorgung des Herzens mit Lebensenergie in Form von Blut führt über Angina Pectoris, die Enge der Brust, bis zum Infarkt, bei dem das Herz ganz oder in Teilen verhungert. Im Infarkt entsteht mit dem Vernichtungsschmerz der schlimmste Schmerz überhaupt. Es sind im wahrsten Sinne des Wortes Todesschreie eines strangulierten Herzens. Der Engherzigkeit entspricht auf Gefäßebene Erstarrung und Versteinerung. Beim Infarkt kann auch eine Verstopfung und Stockung im Energiefluss der (Herzens-)Gefühle vorliegen. Das Herz fühlt nicht mehr, sondern hat sich verhärtet und verschlossen, droht vor Kummer zu zerbrechen und schreit um Hilfe. Es leidet unter Zeitmangel für Herzensthemen.

Die Körpermitte wird im Infarkt zur Totenstadt. Danach bleibt eine Narbe am Herzen: Das lebenswichtige und höchst lebendige Herzmuskelgewebe wird durch relativ lebloses Material ersetzt. Das Leben ist nicht mehr dasselbe, wenn die Mitte beschädigt ist. Die Aufgabe liegt darin, auf übertragener Ebene mehr Ruhe zu geben, anstatt das Zentrum (ab)sterben zu lassen.

Seelisch liegt eine Überbewertung der Egokräfte zugrunde und eine Dominanz der Intellekt- und Willensaspekte, die immer mehr vom Fluss des Lebens abschneiden. Das Streben nach Macht und der Wunsch, durch Leistung Anerkennung zu finden, zeigen, dass Betroffene unbewusst spüren, nicht Herr im eigenen (Körper-)Haus zu sein, und sich selbst die Anerkennung versagen.

Angst vor Kritik und Misserfolg verhindert entscheidende Schritte bei der Konfrontation von Autoritäten. Das Ergebnis ist ein Aggressionsstau, der sich meist nicht einmal in emotionalen Ausbrüchen entlädt, aber hin und wieder tatsächlich zu einem Bruch der Herzwand (Herztamponade) führt.

Der Herzinfarkt verdeutlicht im Absterben des Muskelgewebes das Tote, die (zu) geringe Achtung vor Herzensthemen. Betroffene haben meist versucht, durch beeindruckendes Funktionieren und Streben nach Anerkennung sowie durch Leistung den Mangel an Liebe zu kompensieren. Aber da wirkliche Liebe von einem so engen Herzen weder angenommen noch geschenkt werden kann, gelingt das kaum und nie befriedigend. Symbolisch wird das deutlich in der Lebenskraft des Blutes, die nicht mehr (ausreichend) durch die eng gestellten oder verkalkten Gefäße fließen kann.

Oft fehlt auch ein höheres Ziel im Leben, die eigene Liebe erreicht schon die Mitmenschen nicht mehr, geschweige denn Gott. Neben sozialer Isolation führt das zu einem insgesamt *einsamen Herzen*.

## SCHLÜSSELFRAGEN

- **Warum lasse ich meine Lebensenergie nicht frei fließen?**
- **Wieso missachte ich Herzensdinge und nehme mir keine Zeit dafür?**
- **Was haben meine Lebensziele noch mit meinem Herzen zu tun?**
- **Wie könnte ich meine Seele und meine Herzensangelegenheiten nähren?**

## Das Thema bearbeiten

Aufgabe ist es, die Schmerzensschreie des Herzens als Hilferufe nach Zuwendung und Versorgung zu deuten und dem hungernden Gewebe in seiner Not zu geben, was es braucht: Zeit, Energie und Zuwendung.

Das Ego mit seinen Forderungen ist als (lebens)gefährlich zu durchschauen, konsequent und hart mit ihm sein, ihm nicht länger den ersten Rang im Leben weit vor den Herzensthemen zugestehen. Die Strangulierung und das (Ver-)Hungern des Herzens sowie seine Vernachlässigung und Mangelversorgung sollte durch Entwicklungshilfeprogramme beendet werden. Ganz bewusst dem Herzen (Lebens-)Energie, Zuwendung und Liebe schicken.

Die Mördergrube voller Schmerz, Trauer, Wut, Hass und Rache, zu der das Herz verkommen ist, vorsichtig öffnen, dem Herzen wieder Luft machen und sich dabei auch Schwäche und Verletzlichkeit zugestehen.

Es gilt, hinter dem Wunsch, im äußeren Leben im Mittelpunkt zu stehen, das Bedürfnis zu erkennen, die innere Mitte zu verwirklichen. Wo das Herz statt zur Totenstadt zur Stadt des Lebens(flusses) wird, zu Mitte und Zentrum der Liebe, erwächst die Kraft zu Selbstakzeptanz und -liebe. Demut kann sich ebenso entwickeln wie der Mut, sich auf Wesentliches zu konzentrieren.

Ziel ist es, sich Zeit zu nehmen für sein Herz und seine Herzensangelegenheiten, sich und einen breiten Strom der Liebe aus dem Herzen hinausfließen zu lassen, hin zu den Themen, Menschen und Dingen, die einem wirklich wichtig sind. Sich von (Lebens-) Freude durchfluten lassen und aus der eigenen Mitte heraus leben und lieben und beides in vollen Zügen genießen.

## Ganzheitliche Maßnahmen

- Ernährung auf pflanzlich-vollwertig, am besten auf vegan umstellen
- Moderates Herz-Kreislauf-Training im Sauerstoffgleichgewicht: täglich eine halbe Stunde laufen, walken, schwimmen, tanzen, rudern oder bergwandern
- Der Entwicklung zu intellektueller Einseitigkeit durch bewusste Zeit- und Lebensplanung entgegensteuern: das physische Herz trainieren, das seelische Herz wieder am Leben beteiligen, das spirituelle Herz mit seiner Tendenz zu Gottesliebe fördern
- Aus der erotischen Liebe Rituale der Offenheit machen, sich Zeit nehmen für beste Freunde, Ekstase und Erfahrungen göttlicher Liebe fördern, wie sie etwa mit dem verbundenen Atem möglich sind ▸ **siehe Seite 155**
- Innere Ruhe statt Grabesruhe verwirklichen durch Meditationen und Übungen, die die Mitte stärken, wie Tai Chi, Chi Gong ▸ **siehe Seite 156**
- Weiterführend: CD »Herzensprobleme«, CD »Selbstliebe«

# HERZINSUFFIZIENZ

**Das Herz genügt den Anforderungen nicht mehr • Die Anforderungen entsprechen dem Herzen nicht • Das Herz ist (dieses Lebens) müde**

## Die Sprache der Seele

Bei Herzinsuffizienz oder sogenanntem Altersherz droht das Herz zu versagen. Der Ort der Liebe, Gefühle und energetischen Mitte ist von dieser Art Leben überfordert und droht aufzugeben. Das Herz schafft es nicht mehr, mit den (inadäquaten) Anforderungen (dieses Lebens) fertig zu werden, bei denen es gezwungen war, ständig auf unangemessener Ebene zu wachsen.
Im Röntgenbild illustriert die schuhförmige Herzvergrößerung den langfristig vergeblichen Versuch, durch Herzerweiterung der Überforderung gerecht zu werden. Dieses zentrale Versagen spiegelt Entsprechendes bei zentralen Lebensthemen. Dieses Aufgeben von der Mitte aus betrifft alles, das Lebensende nimmt in der Herzvergrößerung auf falscher Ebene konkrete Form an. Körperliches statt seelisches Wachstum ist letztlich immer nur eine stellvertretende Notmaßnahme, die nun zusammenzubrechen droht: Statt zu echtem Wachstum (des Herzens und des Herzmuskels) kam es dabei eher zur Herzwanderweiterung, um dem geforderten Volumen gerecht zu werden. Mit Mehrarbeit in Gestalt von Herzfrequenzsteigerung, mit (Seelen-)Wassereinlagerung, die das zu bewältigende Blutvolumen verringert, versuchte das Herz gleichsam mittels Mobilisierung letzter Reserven den Zusammenbruch hinauszuzögern. Wenn die Mitte versagt, hat das Konsequenzen für das ganze Körperland, wie den Rückstau in die Lunge (bei dem häufigeren Linksherzversagen) oder in den Körper (bei Rechtsherzversagen): Wasser – Symbol des Seelischen –

### SCHLÜSSELFRAGEN

- In welcher Hinsicht sollte mein Herz wachsen?
- Welche Herzensthemen kommen bei mir (viel) zu kurz?
- Wo liegen die Schlüssel zu meinem Herzen? Wo habe ich sie verloren?
- Wie wäre ein Leben mit großem, weitem Herzen im übertragenen Sinn?

staut sich zurück, weil es vom Herzen nicht mehr in Bewegung zu halten ist. Beim Rückstau in die Lunge, dem sogenannten Lungenödem, droht die Gefahr, im eigenen Seelenwasser zu ertrinken und dabei letztlich zu ersticken.

## Das Thema bearbeiten

Das anstehende Thema und das entscheidende Lebensthema des ganzen christlichen Kulturraumes mit seiner Religion der Liebe ist die Entwicklung eines groß(zügig)en, weiten Herzens, das alles integriert und Herzensliebe verströmt. Tatsächlich geht es in unserem Leben offensichtlich um die Öffnung und Weitung des Herzens im übertragenen Sinn. Wir dürfen uns dem breiten Strom der Liebes- und Lebensenergie hingeben und sollen es laut Bibel sogar.
Wer sich um seine Mitte und das Zentrum seines Lebens kümmert und seinem Herzen beizeiten erlaubt, über sich hinauszuwachsen und sich im übertragenen Sinn zu weiten und zu öffnen, der beugt der Herzinsuffizienz im besten Sinne vor. Wer der ganzen Welt Raum im eigenen Herzen schafft, weil er sein Herz der Welt und allen ihren Wesen öffnet, der findet die Liebe in sich – und auch die (letzte) Ruhe. Das ist auch zentrales Thema der Lehre des Buddha.
Im Stadium der Insuffizienz ist es entscheidend, sich den Doppelcharakter der Aufgabe klar und deutlich zu machen. Wir können den K(r)ampf aufgeben und uns dem Leben und der Liebe ergeben oder uns aufgeben und am sogenannten Altersherz zugrunde gehen. Schon der Ausdruck »Altersherz« verrät, wie sehr das zum Mehrheitsweg, wie selbstverständlich es geworden ist.
Wer sich seinem Schicksal ergibt, indem er es annimmt und Herzlichkeit und Großherzigkeit im übertragenen Sinn entwickelt, in seiner Mitte zur Ruhe kommt und sich von hier aus dem L(i)eben öffnet, sich Gottes Schöpfung hingibt und eins mit allem wird, der findet (letzte) Ruhe schon in sich und nicht erst auf dem Friedhof. Letzterer bleibt uns immer noch.

## Ganzheitliche Maßnahmen

- Ruhe in sich und seinem Herzen finden durch Gebet, Meditation, Kontemplation, Exerzitien – letzte und tiefste Ruhe als zentrales Lebensthema entdecken
- Der Weg reicht vom herkömmlichen »Mein Wille geschehe« zu »Dein Wille geschehe« und der damit verbundenen Hingabe des Herzens
- Rückbesinnung auf eigene ursprüngliche Herzensthemen und -wünsche: Was war der erste Lebenstraum, wo wollte der jugendliche Idealismus hin?
- Ausweitung der eigenen Herzensangelegenheiten auf letztlich alles: sich öffnen und weiten für den Strom der Lebensenergie und des Lebens selbst, wobei zum Bei-

spiel Übungen wie der verbundene Atem dienen ▸ **siehe Seite 155**

- Sich zeitlich langsam steigernde bewusste Fastentherapie, die dem physischen Herz erlaubt, wieder in (seine angestammte) Form zu kommen und im übertragenen Sinne weiter zu werden und dabei körperlich fitter
- Ernährung radikal, also bis an die Wurzeln, umstellen und zu pflanzlich-vollwertiger, am besten veganer Kost wechseln
- Moderate Bewegung im Sauerstoffgleichgewicht rechtzeitig und dem eigenen Zustand entsprechend einplanen, beginnend von bewussten Spaziergängen über Walken, Schwimmen, Tanzen, Rudern bis zu Bergwandern
- Tees aus Maiglöckchen (Convallaria) und Weißdorn (Crataegus) trinken
- Weiterführend: »Herz(ens)probleme«

»Dem L(i)eben rechtzeitig Chancen geben, letzte Ruhe schon zu Lebzeiten im eigenen Herzen anstreben.«

# HERZRHYTHMUSSTÖRUNGEN

**»Alles Leben ist Rhythmus« (Rudolf Steiner) • Die Mitte ist aus dem Rhythmus: Lebensgefahr!**

## Die Sprache der Seele

Gerät das Herz als gefühlter Sitz der Seele, als Zentrum der Liebe und des Gefühls und als unsere energetische Mitte aus dem Rhythmus, ist das Leben mit all seinen Themen in Gefahr. Herzrhythmusstörungen zeigen, wie sehr das Herz und mit ihm sein Besitzer aus der Harmonie gefallen ist. Ob es stolpert oder rast – immer beeinträchtigt es unser Lebensgefühl zentral. Es will uns zeigen, dass wir lieber im übertragenen Sinn und bei zentralen Themen wie Liebe aus der Reihe tanzen sollten oder uns im Fall seines

Rasens die Sporen geben und vorwärtsmachen und vorwärtskommen sollten.
Wer nicht harmonisch im eigenen Herzrhythmus schwingen kann, soll das Herz entlasten und seine unkonventionellen Ambitionen auf anderen Ebenen, die ihm zu Herzen gehen, leben: aus der Reihe tanzen und über die Stränge schlagen.
Entgleisungen auf Herzebene entsprechen einem Ausstieg aus dem normalen Gleichmaß und verlangen nach Alternativen. Wer sich nicht traut, sich von den eigenen Emotionen aus der Reserve locken und ver-rücken zu lassen, muss damit rechnen, dass sein Herz einspringt und auszuckt. Wer nur seiner Hauptsache, dem Kopf, traut, nur auf ihn hört und seinen Emotionen zu wenig Raum gibt, wird erleben, wie sie sich über sein Herz Gehör verschaffen. Herzrhythmusstörungen sind immer Einbrüche in die Lebensordnung des Herzens.
Herzflattern und -flimmern sind in Liebesangelegenheiten wundervoll, physisch aber lebensgefährlich. Ihnen ist unbedingt vorzubeugen durch ein entsprechend aufregendes und anmachendes Liebesleben.

## Das Thema bearbeiten

Aufgabe ist es, sich freiwillig und bewusst von den eigenen Emotionen immer wieder aus eingefahrenen Strukturen, eingetretener Ruhe und Routine herausreißen zu lassen. Einbrüche ins System der gewohnten Ordnung sollten nicht nur zugelassen, sondern geradezu provoziert werden. Gegen fremde, inadäquate Normen heißt es, absichtlich und vorsätzlich aufzubegehren. Wer bewusst und aus freien Stücken aus dem Gleichmaß des normalen, geradezu genormten Lebens herausspringt, Langeweile und das Alltagseinerlei überwindet, wer also Karneval und Fasching aus *Herzenslust* nutzt und auch sonst immer wieder bewusst *verrückt spielt*, *über die Stränge schlägt* und *aus der Reihe tanzt*, wird das vom Schicksal nicht zwangsverordnet bekommen. Er beugt im besten Sinne freiwillig vor.
Das bedeutet, neben dem Kopf auch *auf sein Herz* zu *hören* und seinen, wenn auch noch so verrückten, Eingebungen nachzugehen

### SCHLÜSSELFRAGEN

- **Was bringt mich aus meinem Rhythmus?**
- **Wieso ist meine Mitte aus der Harmonie?**
- **Wo schenke ich meinem eigenen Rhythmus in Herzensdingen zu wenig Beachtung?**
- **Sollte ich mehr aus der Reihe tanzen oder mehr Gas geben in diesen Dingen?**

und ihnen manchmal auch zu ge*horchen*. Wo Emotionen und Gefühle Raum bekommen und einen Gegenpol zum normativen Verhalten darstellen, wo sogar Offenheit für irrationale Gefühlseinbrüche herrscht und Menschen ihren eigenen Rhythmus suchen und finden und unabhängig von äußeren Normen leben, gelingt es dem physischen Herzen, seinen Rhythmus zu wahren.
Ziel ist es, Routine hinter sich zu lassen und den eigenen individuellen, originellen Lebensrhythmus in Herzensangelegenheiten zu finden. Vor Glück und (Lebens-)Freude Gewohnheiten brechen, über die Stränge schlagen und aus der Reihe tanzen.

## Ganzheitliche Maßnahmen

- Bewusst ein verrücktes Leben führen, sich verleiten und verführen lassen vom Leben, seinen Rhythmen folgen
- Sich täglich Zeit nehmen, um sie den Emotionen zu widmen
- Immer wieder bewusst auf sein Herz horchen und seinem Rhythmus folgen
- Pflanzlich-vollwertige Ernährung, die das Herz entlastet
- Moderate Bewegung im Sauerstoffgleichgewicht
- Bohnenschalentee trinken
- Weiterführend: »Herz(ens)probleme«

# HODENENTZÜNDUNG

**Krieg im männlichen Reich • Flammender Konflikt um Fruchtbarkeit und Kreativität • K(r)ampf unter der Gürtellinie**

## Die Sprache der Seele

Die Hoden stehen für archetypisch männliche Fruchtbarkeit und Kreativität. Wenn sie sich entzünden, gibt es in diesen Bereichen einen unbewussten Konflikt, der auf die Körperbühne gesunken ist. Kampf und Krieg auf dem Feld der Fruchtbarkeit und Kreativität wollen anregen, sich bewusst zu entscheiden, ob *mann* Kinder will oder nicht. Auch im letzten Fall bleiben immer noch geistige Kinder im übertragenen Sinn wie etwa eigene kreative Projekte. Eine beidseitige Hodenentzündung ist eine unbe-

wusste Verhinderung einer Zeugung. Die extreme Schmerzhaftigkeit der Hodenentzündung (Orchitis) verrät, wie brisant einem die Themen Kinderzeugen und Männlichkeit in Wirklichkeit sind.
Es kann sich auch um einen Konflikt mit der eigenen Männlichkeit handeln. Auch Männer haben ja »Eier«, und an ihnen kann sich zum Beispiel Zorn darüber niederschlagen, hinter seinen Ansprüchen und Möglichkeiten zurückzubleiben, weil *mann* etwa zu lang und zu verbissen an alten Rollen(mustern) hängt. Hier kann aber auch eine uneingestandene Mordswut zur Entflammung kommen über ungelöste sexuelle Konflikte in der Partnerschaft, die aus Hemmung oder Feigheit nicht angegangen werden. Wer im Konflikt mit der eigenen Männlichkeit (darnieder)liegt, hat jedenfalls Zeit, sich mit sich und seinem umkämpften, aber unbeherrschten männlichen Reich(tum) unter der Gürtellinie auszusöhnen.

### SCHLÜSSELFRAGEN

- **Wieso stehe ich unter der Gürtellinie so in Flammen?**
- **Welchen Krieg trage ich da in der Hose aus?**
- **Was schmerzt mich, wenn ich an eigene Kinder denke?**
- **Warum stehe ich auf Kriegsfuß mit meiner Männlichkeit?**
- **Will oder muss ich meine Männlichkeit ständig beweisen?**
- **Wie könnte ich das schmerzfrei und genussvoll schaffen?**

## Das Thema bearbeiten

Wo die Keimdrüsen in Flammen stehen, ist eine mutige und offen(siv)e Auseinandersetzung mit Männlichkeit und Fruchtbarkeit gefordert. Sexuelle Wünsche und Träume sind bewusst zu machen und umzusetzen, vielleicht zuerst allein und nur in der Fantasie, zunehmend aber auch in geteilten Fantasien mit einer Partnerin und schließlich möglicherweise sogar ganz real. Wie dringend die Aussöhnung mit dem Mannsein ist, verraten die zum Himmel schreienden Schmerzen. Es geht um mutige, engagierte, offen(siv)e Schritte und Projekte. Die modernen Möglichkeiten mittels Internet stellen alle bisherigen Partnerfindungsgelegenheiten in den Schatten und lassen keine Ausreden mehr zu.
Auch im Bereich der Verwirklichung der eigenen Kreativität ist aggressiver Einsatz gefordert, um fruchtbare Ideen und fantasievolle Projekte anzustoßen, sie auf den Weg zu bringen und gegebenenfalls auch gegen Widerstände durchzukämpfen.

## SONDERFALL

### HODENHOCHSTAND

Bleibt ein oder bleiben beide Hoden in der Bauchhöhle oder im Leistenkanal stecken, sind Themen wie Zeugungsfähigkeit und Fruchtbarkeit sowie Kreativität infrage gestellt.

Eine Lösung wäre, ein stärker von den archetypisch weiblichen Animakräften bestimmtes Leben zu akzeptieren und dabei das natürliche Geschenk eines längeren, weil von Testosteron verschonten Lebens zu genießen.

Vom Thema betroffen sind zuerst die Eltern, denen Kinder oft eigene Probleme spiegeln und die es schaffen müssten, der Geschlechtlichkeit in der geschlechtlichen Unterwelt ein geschätztes Zuhause zuzugestehen. Leben und leben lassen ist die Devise.

Sie entscheiden auch über Hormontherapie oder Operation, die den Abstieg der Hoden erzwingen. Entscheidend aber ist die Erkenntnis, dass die Attribute der Männlichkeit in die dafür vorbereiteten (Hoden-)Säcke der Unterwelt gehören.

Beide Eltern müssten sich bewusst damit aussöhnen, einen richtigen *kleinen Mann* aufzuziehen, der dann auch zur Konkurrenz werden kann.

## Ganzheitliche Maßnahmen

- Die entstandene Hitze physisch kühlen, in dem Bewusstsein, die Flammen später im übertragenen Sinn zu löschen
- Sich eine Flirt- und Liebesschule gönnen, wie sie in »Mythos Erotik« angedeutet ist
- Männerfreundschaften eine Chance und vor allem Zeit geben
- Weiterführend: »Aggression als Chance« (darin das Kapitel »Vom Mannwerden«), CDs der (arche)typisch männlichen »Lebensprinzipien« wie Mars, Sonne, Jupiter, Uranus

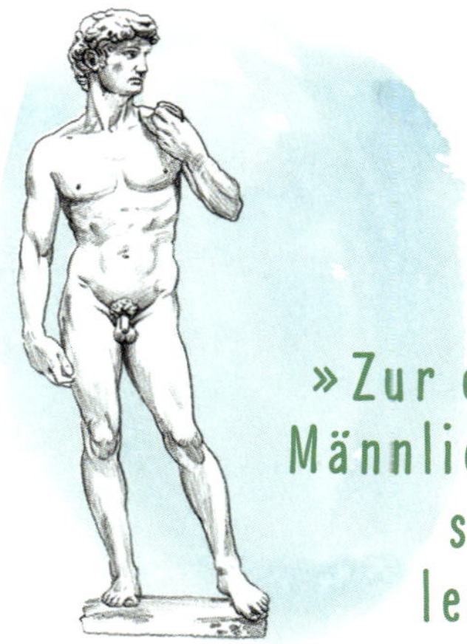

»Zur eigenen Männlichkeit stehen lernen.«

# HUSTEN

**Aggressionen hinausbellen • Jemandem etwas husten und ihn anbellen • Seinem Herzen Luft machen und die Wut heraushusten**

## Die Sprache der Seele

Beim Husten im Rahmen von Atemwegserkrankungen, Erkältungen oder Grippe macht man seinen Aggressionen unbewusst, aber im wahrsten Sinne des Wortes Luft. Es handelt sich um Aggressionsäußerungen, die sich anders offenbar nicht vermitteln lassen und sich deshalb körperlich entladen müssen. Hustenstöße sind kaum zurückzuhalten. Danach geht es in aller Regel besser, etwa wenn man körperlich etwas abgehustet und losgelassen hat. Ähnliches gilt in seelischer Hinsicht. Wer keine Worte mehr findet, kann hustend seine Enttäuschung und Wut herauslassen. Der Austausch mit der Umwelt ist aggressionsgeladen und oft verkrampft, was sich auch in Hustenkrämpfen körperlich zeigt. Hustenattacken entsprechen Explosionen, wo Druck gegen Widerstand aufgebaut wird, der sich dann plötzlich explosionsartig entlädt und im Idealfall mitreißt, was herausmuss.

Die Sprache enthüllt bereits die Aggressionen, etwa wenn man *jemandem etwas hustet*, ihn also aggressiv angeht. Man kann sich einen Menschen aber auch – im Rahmen aggressiver Verteidigung – hustend vom Leibe halten, indem man ihn anblafft. Zu Angriff wie auch aggressiver Verteidigung lassen sich Hustensalven, Stakkatohusten und aggressive Hustenstöße wie aus einem Maschinengewehr verwenden. Bellender Reizhusten lässt dagegen eher Animalisches anklingen: *Hunde, die bellen, beißen* deswegen *nicht*, weil sie ihre Aggressionen schon bellend abgelassen haben.

Häufiges Hüsteln als Übergang vom Räuspern zum Husten ist ein Hinweis, dass die Betreffenden auch gern mal etwas sagen möchten, aber nicht dazu kommen, weil sie sich nicht durchsetzen können. Sie machen

### SCHLÜSSELFRAGEN

- **Wem möchte ich etwas husten?**
- **Gegen wen richten sich meine Aggressionen tatsächlich?**
- **Wovon muss ich mich befreien?**
- **Was muss ich loslassen und abhusten?**

schon mal die Luftwege frei, ohne dann aber ihrem Herzen Luft zu machen. Tatsächlich ist Husten auch sehr mit dem Luftelement und der Lunge verbunden. Diese bildet neben der Haut unser zweites, etwas distanzierteres Kontaktorgan, bei dem es um Kommunikation und auch Freiheit geht. Wer jemandem etwas hustet, nimmt sich ja auch die Freiheit, dem anderen seine Aggressionen mit einigem Nachdruck ins Gesicht zu schleudern.

## Das Thema bearbeiten

Wer zu Husten neigt, kann sich die Last bewusst machen, die das Thema Aggression für ihn darstellt. Natürlich ließen sich – besonders bei Erwachsenen – noch direktere Wege des Aggressionsausdrucks entwickeln. Wer lernt, seine Meinung zu sagen oder anderen gar die Meinung zu geigen, entlastet seine Lungenflügel vom Ausdruck innerer Spannung. Ein bewusst gesuchter Dialog ist ebenso hilfreich wie bewusst (herbei)geführte Konfrontationen und Streitgespräche bis hin zur Entwicklung einer regelrechten Streitkultur. Entlastende Alternativen zu Hustenanfällen sind sogar verbale Explosionen wie Wutanfälle. Was sich verbal entlädt, ist wenigstens raus. Der Ausdruck »Auseinandersetzungen pflegen« zeigt die Entwicklungsmöglichkeiten, die auch im Aggressionsbereich liegen. So gilt für an Husten Leidende: Lieber Auseinandersetzungen suchen, als ihnen aus dem Weg zu gehen, besser den Streit austragen, als ihn vorschnell und feig zu begraben. Mutige Wege, auf denen man die *heißen Eisen* des eigenen Lebens *in Angriff nimmt*, führen hier am ehesten zum Ziel. Mutige offen(siv)e Auseinandersetzungen sind Schlüssel einer erfolgreichen Hustenbehandlung.

## Ganzheitliche Maßnahmen

- Aggressionstraining wie die Holzhackerübung, bei der man imaginär in der Luft die ausholende Holzhackbewegung nachmacht
- Naturheilkundlich Tussilago (Huflattich)
- Blanchierte Kohlblätter in ein Tuch schlagen und auflegen
- In Notfällen schulmedizinisch Codein, das das Hustenzentrum zentral blockiert, dann aber gezielt für bewusste Aggressionsabfuhr in anderen Bereichen sorgen
- Weiterführend: »Aggression als Chance«, CD »Wut und Ärger«, CD »Marsprinzip« der »Lebensprinzipien«

»Sich hustend Luft machen, um wieder frei atmen zu können.«

# JUCKREIZ

**Der Reiz, sich die Haut aufzureißen • Unbewusste Lust, die eigenen Grenzen zu öffnen • Bedürfnis, die Lebensenergie zum Fließen zu bringen**

## Die Sprache der Seele

Juckreiz entsteht in der Haut, die uns Grenze ist, aber auch Kontaktorgan und als solches Vermittlerin von Sinnlichkeit und Zärtlichkeit. Der Ort gibt an, wo es einen juckt und reizt, sich beziehungsweise seine Grenze zu öffnen. Wen *das Fell juckt*, der will sich kratzen und die Grenze nach draußen mit den Fingernägeln, den Resten seiner Krallen, aufreißen. Wenn dieser Akt lustvoller Selbstverletzung bis aufs Blut geht, wird der Juckreiz nachlassen, sobald die im Blut symbolisierte Lebensenergie wieder fließt.
Im Juckreiz verbirgt sich eine Herausforderung. Wenn »es mich juckt«, macht es mich an, schaltet gleichsam meine Lebensgeister ein, reizt zum Kratzen und folglich dazu, tiefer zu gehen. Was mich dagegen »nicht juckt«, macht mich weder an noch lebendig. Kratzen, der Einsatz der eigenen Waffen gegen die eigene Grenze, ist die angemessene Reaktion auf Juckreiz. Die Themen sind meist sexueller oder aggressiver Natur, können aber sinnliche Zuneigung einschließen. Jucken stimuliert und erregt und kann sowohl reizvoll wie auch gereizt erlebt werden. Häufig ist unbefriedigtes sinnlich-sexuelles Verlangen im Spiel.
Im Jucken meldet der Körper nach außen drängende Leidenschaft und (Lebens-)Lust. Aber auch vernachlässigtes inneres Feuer bis zu Zorn und Wut können sich so verkörpern. Wen es *in den Fingern juckt*, der hat oft aggressive Absichten. Wer *sich aufgekratzt fühlt*, hat seine Grenzen schon geöffnet und ist offen für alle möglichen Unternehmungen mit Schwerpunkt im Erotisch-Sexuellen. Er mag ein *Schwerenöter* sein, der die schwere Not der Seele durch

### SCHLÜSSELFRAGEN

- Was juckt und reizt mich wo?
- Wo möchte ich offener und empfänglicher werden?
- Wo muss meine Lebensenergie wieder in Fluss kommen?
- Welches Geheimnis juckt mich unter meiner Oberfläche?
- Woran möchte ich kratzen?

## SONDERFALL

### JUCKEN IN DER UNTERWELT

Beim **Afterjucken** reizt das Öffnen der Schleusen zur Unterwelt, um die seelischen Schatten endlich herauszulassen. Ob bei Kindern Madenwürmer dahinterstecken oder bei Erwachsenen mangelnde Hygiene, ist gleichgültig, psychosomatische Geschehen brauchen oft körperliche Auslöser.

**Sind Hämorrhoiden** ▸ siehe Seite 108 der Auslöser, juckt es ihre Besitzer, die Knoten aus Lebenskraft, auf denen sie sitzen (geblieben sind), zu öffnen. Tatsächlich wurden Hämorrhoiden früher einfach aufgestochen. Heute machen Proktologen operativ nichts anderes.

Das **Jucken der Scham** ist von der Lokalisation genauso deutlich. Hier will sexuelle (Lebens-)Lust über die Grenzen und sich im Zusammenspiel mit einem Gegenüber austoben.

diverse körperliche Aktivitäten erleichtert und entspannt.

Wer schließlich an einer reizvollen Sache kratzt, will ein Geheimnis lüften, das ihn juckt, und das kann sich auf alle möglichen Ebenen des Seins beziehen.

## Das Thema bearbeiten

Die Aufgabe besteht darin, seine Grenzen in der betroffenen Region und zum entsprechenden Thema bewusst und mutig zu öffnen und den Lebensfluss wieder in Gang zu bringen. So geht es darum, durchlässiger zu werden und innere Empfindungen heraus- und äußere Reize hereinzulassen.

Wer sich freiwillig herausfordern lässt und seine (im Übrigen angeborene) Neugierde lebt, wer sich vom Leben, der eigenen Lebenssituation und sogar der der Welt anmachen lässt, den darf all das im übertragenen Sinn jucken, ohne dass seine Haut verrückt spielt. Oder noch deutlicher: Wer seinen Lebensfluss in Gang hält, der braucht nicht ständig zu bluten – und natürlich auch nicht die physischen Grenzen aufzureißen und sich blutig zu kratzen.

Wir dürfen zur eigenen Neugierde stehen und uns trauen, dem nachzugehen und nachzugeben, was uns reizt. Wer unter Juckreiz leidet, sollte also durchaus mehr Reize bewusst annehmen und sich ihnen widmen, ja sich aus seinem kleinen abgegrenzten Reich hervor- und herauslocken lassen, sich mehr herausnehmen und erlauben und insgesamt reaktionsfreudiger werden.

## Ganzheitliche Maßnahmen

- Eine gute Übung wäre, auf Bewusstseinsebene so lange am eigenen Lack zu kratzen, bis man erkennt, was wirklich juckt und reizt und sogar auf der Seele brennt. Sich dem dann mutig und offen(siv) widmen. Wer sich zu leben traut, was ihn reizt und lockt, der kann die Verlockungen des Lebens in Lebensgenuss wandeln
- Die juckreizstillende Kraft des eigenen Urins, des Seelenabwassers, nutzen und auf die juckenden Hautstellen auftragen ▸ **siehe Seite 21**

»Was juckt, macht an und bringt in Gang.«

# KOPFSCHMERZEN

**Kopflastigkeit • Drucksituation • Überbetonung des oberen, männlichen Pols • Starke Willenskraft und Durchsetzungsvermögen • Konfrontationen suchen, statt sich den Kopf zu zerbrechen**

## Die Sprache der Seele

Aus seiner gehobenen Position, sozusagen als Krönung der aufgerichteten Wirbelsäule, lässt sich ersehen, dass dem Kopf die Rolle des Oberhauptes und der Hauptsache zukommt. Trotz seiner Sonderstellung ist zu fragen, ob der typische Kopfmensch unserer Zeit sich noch bewusst ist, wie lebenswichtig auch die anderen Zentren sind und dass dem Kopf eigentlich nur die Rolle des »primus inter pares«, des »Ersten unter Gleichen« zukommt. Wir bräuchten nur auf die Sprache zu hören: Der Kopf mag sich be*haupt*en, aber schon zum Begreifen braucht es Hände. Dem Kopf gebührt die erste Stelle, wie die Anatomie zeigt, aber er wäre nichts ohne die Wirbelsäule, unsere Weltachse, auf der er ruht und sich dreht und um die sich unser ganzes Leben dreht.

Dass Kopflastigkeit nicht gut bekommt, verraten Häufigkeit und Verbreitung von Kopfschmerzen. Im Zuge unseres kopfbetonten Ehrgeizes ist uns manches *über den Kopf gewachsen* und dieser zum Brummschädel geworden, der manchmal zu zerspringen droht. Was wir uns in den Kopf setzen, bleibt im Kopf und sorgt dort nicht selten für Überfülle, Überdruck sowie Überstunden und führt zum entsprechenden Dickkopf. Einen dicken Kopf zu haben ist so bekannt wie unangenehm. Der Druck, unter den wir uns setzen oder gesetzt fühlen, drückt uns oft gerade in jener Region, mit deren Hilfe wir uns behaupten und alles lösen wollen. Wer aber alles mit Willenskraft erzwingen will, wird nicht viel (er)lösen, wenn er seine weiche Gefühlsseite vernachlässigt. Übertriebener Leistungsdruck macht nachweislich krank. Wer nur im Kopf ist und sich in seinen Gedankenschleifen verrennt, kommt zu (Spannungs-)Kopfschmerz statt zu Lösungen. Intellektuelle Probleme und Sorgen führen zu Spannungen und Druck im Kopf. Vor lauter Nachdenken schwirrt einem der Kopf. Druck in der Arbeit oder Geldsorgen drücken auf den Kopf, wo wir andererseits ausschließlich nach Lösungen zum Spannungs- und Druckabbau suchen. Den meisten modernen Menschen fällt es extrem schwer, ihr Denken auszuschalten und richtig abzuschalten.

### SCHLÜSSELFRAGEN

- **Wie schaffe ich es, mir nicht dauernd den Kopf zu zerbrechen?**
- **Muss ich immer mit dem Kopf durch die Wand?**
- **Wie schlimm ist es, wenn etwas nicht (immer) nach meinem Kopf geht?**
- **Habe ich ein Brett vor dem Hirn, das mich schmerzt?**
- **Was bedrückt mich am meisten an meinem kopfigen Leben?**
- **Bin ich noch ausreichend geerdet oder schon längst (im Geiste) abgehoben?**
- **Habe ich noch Zugang zu meinen Gefühlen?**

## Das Thema bearbeiten

Es macht wenig Sinn, den Kopf herabzusetzen und so zu tun, als wäre er nicht wichtig. Er ist der Wichtigste, aber nicht das einzig Wichtige. Heilsam ist es, die eigenen Warn- und Überlastungszeichen zu deuten und anderen Körperregionen zu der ihnen zukommenden Be-Deutung zu verhelfen. Dabei kommt der Entlastung des Kopfes eine zentrale Rolle zu: die Gedanken nicht so wichtig nehmen, sie wahrnehmen und vorbeiziehen lassen; die Problemlösung nicht immer im

## SONDERFALL

**MIGRÄNE**

**Im halbseitigen Kopfschmerz schreit eine Seite der Wirklichkeit um Hilfe. Leben und Denken sind zu einseitig, Handeln und Denken im Konflikt miteinander. Es geht darum, sich mit den eigenen Tiefen auszusöhnen, aus der Halbseitigkeit ein Ganzes (Leben) zu machen. Sich selbst als ganz und heil zu empfinden, erlaubt vor allem der Orgasmus. Tatsächlich ist Migräne häufig eine auf die unverdächtige *Haupt*ebene verschobene Orgasmuskompensation.**

Kopf suchen; sich auf spielerisches Denken und Fantasieren einlassen. All das kann zur Entlastung der Hauptsache beitragen und großen Druck von ihr nehmen.

## Ganzheitliche Maßnahmen

- Was immer Spannungen abbaut, kann die Zentrale entlasten
- Eine Wärmflasche oder ein Kühlpad auf die Stirn, die Schläfen oder in den Nacken legen und die Wirkung bewusst annehmen und genießen. Sowohl Wärme wie auch Kälte können angenehm sein – je nach persönlichen Vorliebe
- Frische Luft und Bewegung pusten den Kopf durch und erhöhen zudem die Sauerstoffzufuhr
- Viel Flüssigkeit wie Wasser oder Kräutertee aus Melissen-, Hibiskusblüten oder Wacholderbeeren bringt ebenfalls häufig Linderung
- Öleinreibung mit Lavendelöl an Stirn, Schläfen, Nacken und Schultern
- Homöopathische Konstitutionsbehandlung ▸ **siehe Seite 21**
- Das Erlernen von Achtsamkeits- und Meditationsübungen hilft, den Kopf wenigstens vorübergehend freizubekommen ▸ **siehe Seite 22**
- Die CD »Kopfschmerzen« hilft loszulassen, was oben nur schmerzt und unten fehlt

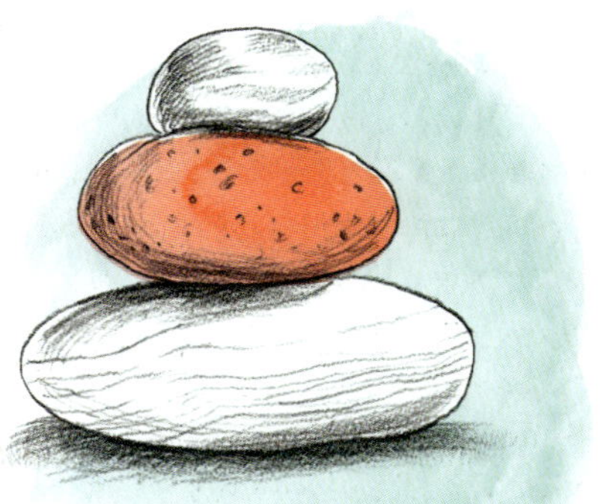

»Kopf, Herz und Bauch mögen harmonisch zueinanderstehen.«

# KRAMPFADERN

**Blaue Schlangen an den Beinen, in denen das Blut steht • Die Lebensenergie kommt nicht zurück, sondern versackt • Der Fluss der Lebensenergie verspielt sich im Gewebe, statt vorwärtszukommen**

## Die Sprache der Seele

Krampfadern oder Varizen entstehen an den Beinen meist auf dem Boden von Bindegewebsschwäche und niedrigem Blutdruck, also wenn das weibliche Prinzip sich im Körper auslebt statt in Seele und Bewusstsein. Die Blutgefäße als Verkehrswege der Lebenskraft schlängeln sich auf dem venösen Rückweg gemächlich und verlieren viel Seelenenergie in Gestalt von Blutwasser ans umgebende Gewebe. Die Beine werden schwer und *frau* kommt noch weniger voran mit sich und ihrem Leben. Schwere Beine voller Seelenenergie verlangen nach Erdung und Verwurzelung und einem sicheren Platz im Leben. Bleibt die Situation unbeachtet, droht im Alter die Gefahr offener Beine, aus denen Seelenwasser nach draußen sickert. Das Bindegewebe, das für Verbindung, aber auch für Verbindlichkeit steht und Halt geben soll, ist weich und weiblich und kann die Venen nicht massieren wie trainierte Beinmuskulatur.

Das Wort Krampfadern macht die herrschende Diskrepanz zwischen der weiblichen Seite im gemütlich mäandernden Fluss und der männlichen Seite in Gestalt des K(r)ampfes deutlich. Es mangelt an Harmonie in Bezug auf die Polarität. *Frau* erhält für ihren Einsatz nicht die entsprechende Belohnung: Die ausgesandte Lebensenergie kommt nicht oder zu wenig zurück. Dahinter können sich enttäuschte Erwartungen verbergen sowie Neigungen, sich als armes Opfer der Welt zu erleben und die eigene Selbstaufopferung noch hochzustilisieren. Wo die Vitalität in der unteren Körperhälfte

### SCHLÜSSELFRAGEN

- Wieso lasse ich mich so hängen?
- Wo versacke ich in Unverbindlichkeit?
- Wieso bin ich zu schlapp und schlaff, um mich um meine Lebensenergie zu kümmern?
- Warum hole ich mir nicht (zurück), was mir zusteht?

## SONDERFALL

### HÄMORRHOIDEN

**Bei Hämorrhoiden spielen Mast- oder Enddarm (die symbolische Unterwelt) mit dem Anus (Aus- oder Eingang zur Unterwelt) und den Blutgefäßen als Verkehrswegen der Lebensenergie zusammen. Bei etwa 70 Prozent der deutschen Erwachsenen kommt es hier bei unbewältigtem Druck zu Knotenbildung. Knoten stehen für Probleme und Betroffene sitzen im wahrsten Sinne des Wortes darauf. Ihre Lebensenergie stagniert in der Unterwelt. Wer festsitzt und weder weiter- noch vorankommt, aber großen Druck aushält, ist prädestiniert dafür. Häufig in festgefahrenen Situationen, aussichtslosen geschäftlichen oder familiären Ver*knot*ungen und Verstrickungen, die den Lebensfluss behindern und Auswege versperren. Dabei wird die Lösung über den Hinterausgang gesucht. Statt auf seinen Knoten (und Problemen) hocken zu bleiben, gilt es, sie zu lösen, die verdruckste Energie wieder in Fluss zu bringen, statt zum Drückeberger zu verkommen. Andererseits ist es auch nötig, Lebenskraft zurückzubehalten.**

versackt, fühlt sich das an wie Stillstehen und Versumpfen. Die Außenwelt erlebt es als Trägheit, Schwerfälligkeit, Tendenz zu (übertriebener) Nachgiebigkeit, Mangel an innerer Spannkraft und Elastizität. Das im Niederdruck sich manifestierende Leben auf Sparflamme verdeutlicht die drucklose Situation, den Stillstand von Lebensenergie und Lebensfluss. Konkret kann das bedeuten, viel auf der Stelle zu treten oder sich sitzen gelassen zu fühlen an Orten und in Situationen, die *frau* nicht mag. Der dabei empfundene Mangel an Halt, an Bindungs- und Verbindungsfähigkeit bis zur Unverbindlichkeit kann auf Partner projiziert werden und zeigt sich in der Bindegewebssituation. Sie ist so verletzbar und reagiert so nachtragend wie ihr Gewebe, das schon blaue Flecken beim geringsten Anstoß und Anlass bekommt und sie lange mit sich herumträgt.

## Das Thema bearbeiten

Die Aufgabe lautet, sich bewusst dem Leben(sfluss) hinzugeben und Opfer zu bringen, ohne Lohn dafür zu erwarten, also die (arche)typische Situation der Mutter(liebe), die so viel gibt und dafür keinen Dank erwartet. Die Lebensenergie zu verausgaben und fließen zu lassen, ohne Anerkennung oder gar Lohn zu erhalten, entspricht der erlösten Elternsituation.

Die unten hängen bleibende Seelenenergie betont und beschwert in der Ödemneigung den unteren weiblichen Pol. Sie drängt den mangelnden Erdbezug geradezu auf. Also geht es auch darum, Kontakt zu Mutter Erde aufzunehmen und Energie sowie Aufmerksamkeit nach unten zu richten. Das Erdelement und die eigenen Wurzeln verlangen bereitwillige Anerkennung und Zuwendung. Es gilt, ihnen freiwillig und im Seelischen Gewicht zu geben.

Sensibilität kann konstruktiv eingesetzt werden, indem man sich als einfühlsamer Erzieher oder Therapeut zeigt. Die Lebenseinstellung des *Panta rhei – alles fließt* heißt es bewusst um- und einzusetzen, innerlich in Bewegung zu kommen und Entwicklung zuzulassen. Ziel ist Hingabe statt erschlaffter Haltlosigkeit: sich dem Strom des Lebens und seinen verschlungenen Wegen frei von Erwartungen anvertrauen. Die Weichheit des Gemütes statt des Gewebes gilt es zu entwickeln und zu kultivieren.

## Ganzheitliche Maßnahmen

- Den weiblichen Pol schätzen und lieben lernen und entsprechende Übungen mit Hingabe und als Ritual machen. Etwa bewusst in den Strom des Lebens eintauchen und vorsätzliche Nachgiebigkeit lernen bei Aikido, Tai-Chi- oder Chi-Gong-Übungen. Die dabei äußerlich eingesparte Lebensenergie für innere Prozesse freiund einsetzen
- Aqua-e-motion, die fließende Wasserarbeit erleben und genießen ▸ **siehe Seite 155**
- Moderate Bewegung im Sauerstoffgleichgewicht, lieber weniger und regelmäßig
- Stützstrümpfe können entwickelte gut trainierte Muskulatur nicht ersetzen
- Erdkontakt suchen, viel barfuß gehen, lernen, sich zu verwurzeln
- Hämorrhoiden: Ringelblumensalbe in einem dicken Strohhalm einfrieren, ein Stück abbrechen, Strohhalm entfernen und als Zäpfchen einführen
- Rosskastanienextrakt in Salbenform auf die Krampfadern geben
- Kneipp-Therapie zur Stärkung der Gefäße und Anregung des Blutkreislaufs ▸ **siehe Seite 21, 156**
- Weiterführend: »Herz(ens)probleme«

»Geben und Nehmen in Einklang bringen: Aus offenem Herzen geben lernen, ohne Dank und Lohn zu erwarten.«

# KREBS

**Wachstum auf der falschen, weil körperlichen Ebene • Ungezügelte radikale Aggression und Selbstzerstörung**

## Die Sprache der Seele

Krebs kann fast alle Regionen und Organe des Körpers betreffen, allerdings extrem selten das Herz, das Organ der Liebe.
Die Schulmedizin spricht von »Tumor«, was lediglich »Schwellung« bedeutet, auch von »Neoplasma«, das als »neues Wachstum« dem Problem schon eher entspricht. Hier formt sich etwas aus, schwillt an und verkörpert Wachstum auf einer Körperebene, auf die es nicht gehört, die lediglich symbolisch das Thema verdeutlicht, um das es geht und bei dem es insgesamt fehlt.
Beim Krebs mit der höchsten Todesrate in modernen Industriegesellschaften, dem Bronchialkarzinom (Lungenkrebs), und dem zweitgefährlichsten, dem Enddarmkrebs, sind die Verläufe gut untersucht. Die Dauerreize durch Kondensat (des Zigarettenrauches) oder ein verhärteter Stuhlpfropf quälen die Bronchial- und Darmzellen täglich, und das über Jahrzehnte. Die Zellen aber machen gute Miene zum bösen (Folter-)Spiel und bauen sich in ihrer Not um (von hochzylindrischen über quadratische bis zu flachen Panzer-Epithelzellen), damit sie die Tortur ertragen und ihre Stellung halten können. Schließlich führen sie ein in ihrer Verformung deutlich werdendes Dasein, für das sie absolut nicht gemacht sind. Darin gleichen sie ihren Besitzern, die ebenfalls ein Leben gegen ihre Bestimmung leben. Sie machen alles Mögliche, nur folgen sie nicht ihrer (Auf-)Gabe, ihrem ureigenen Lebenssinn, der ihnen vom Schicksal bestimmt ist. Psychoonkologen sprechen von »Normopathie«, was ein Verhalten umschreibt, das so angepasst und normal ist, dass es schon pathologisch (krankhaft) wirkt.
Wenn solchen »Normopathen« auf dieser gefährlichen seelischen Grundlage ein Schock, und damit eine Schwächung des Immunsystems, widerfährt, kann das zum Startschuss krebsiger Entartung werden.
Nach ihrem jahrzehntelangen Missbrauch kann eine der angepassten und ihre eigene Art und Bestimmung verleugnenden Zellen aus der Art schlagen und den Gegenpol in Gestalt eines gnadenlosen Egotrips ausleben. Am sich unregelmäßig vergrößernden Zellkern, der sich ständig teilt, diagnostizieren Pathologen Krebs im Gewebe. Die Zelle verfolgt von nun an das egomane Ziel, über-

all hinzuwachsen, überall einzudringen und ihr Erbgut über Filiae, bösartige Töchter, und Metastasen überall zu verbreiten. Statt wie bisher angepasst und gutwillig ihre Position zu halten und sich weiterhin allem Elend anzupassen, fängt die Zelle an, aggressiv, radikal und über jedes Maß hinauszuwachsen. Sie hält sich an keine Grenzen und Regeln mehr und versucht, den ganzen Organismus zu übernehmen. Dabei übersieht sie, dass das Ende ihres Wirtes auch ihr eigenes Ende sein wird. Uneingestandene selbstzerstörerische Lebensprobleme, welche die Selbstverwirklichung und die Entwicklung zur eigenen (Auf-)Gabe verhindern, lassen die Betroffenen kaum leben, sondern *herumkrebsen* und bereiten so dem Krebs die Basis. Das Fass zum Überlaufen bringt meist ein Immunzusammenbruch. Die Entartung der Zellen, das Aus-der-eigenen-Art-Schlagen symbolisiert, wie weit der Besitzer vom (ur-)eigenen Weg abgekommen ist. Er hat sich so weit von der eigenen Entwicklungslinie entfernt, dass sein Körper einspringen und dem verdrängten oder nie herausgekommenen Thema zum Ausdruck verhelfen muss, damit es nicht ganz untergeht. Der Krebs verwirklicht jetzt körperlich, was seelisch im Bewusstseinsbereich not-wendig wäre. Die betroffene Region zeigt die Ebene an.

### SCHLÜSSELFRAGEN

- Wo liegt meine (Auf-)Gabe, meine (Be-)Gabung?
- Was ist mein Lebensthema, wo muss und will ich mich hinentwickeln?
- Wo passe ich mich über Gebühr und gegen mein Lebensinteresse an?
- Wo und warum mache ich gute Miene zu einem bösen Spiel?
- Ist mein bisheriger (Lebens-)Weg wirklich mein (ur-)eigener?
- Wer bin ich wirklich? Woher komme ich? Wohin gehe ich?

## Das Thema bearbeiten

Aufgabe ist es, dem erwachsenen Körper das Thema Wachstum wieder abzunehmen und es auf die geistig-seelische oder Bewusstseinsebene zu verlagern. Aggressives, radikales Wachstum soll auf andere, erlöstere Ebenen transformiert werden, etwa in Form von mutigem, offen(siv)em und an die Wurzeln gehendem Wachstum. Der Egotrip der Zelle wäre in Entwicklung und Selbstverwirklichung zu wandeln, sodass sich als Auftrag bei Krebs eine mutige, ja radikale Wandlung in Richtung Individuation und Selbstverwirklichung ergibt.

Die betroffene Region enthüllt die Ebene, auf der diese Aufgabe zu verwirklichen ist. Bei der Gefahr Nummer eins, dem **Bronchialkarzinom** (Lungenkrebs), geht es demnach im Bereich der Kommunikation um eine mutige, offen(siv)e Selbstverwirklichung, die auch vor radikalen Schritten nicht zurückschreckt. Dass dieser Krebs bei uns am häufigsten zum Tod führt, zeigt, was für ein eklatantes Kommunikationsproblem moderne Industriegesellschaften haben.
Die Gefahr Nummer zwei, der **Dick- oder Enddarmkrebs**, fordert auf zu mutiger radikaler Selbstverwirklichung im Bereich der Materie und des Besitzes. Es ist die Frage zu klären: Besitze ich mein Geld und Vermögen oder bin ich besessen davon? Auch die Besitzproblematik steht also ganz oben in unserer kollektiven Aufgabenliste.
Von zentraler Bedeutung ist auch noch der bei Frauen am häufigsten zum Tode führende **Brustkrebs**. Dabei geht es natürlich wieder um mutig radikale Selbstverwirklichung, diesmal im Bereich der Brüste, die Stillen, Versorgen und Nähren repräsentieren – insbesondere die Brust der linken, archetypisch weiblichen Seite. Andererseits steht die Brust auch für Verführung und Schönheit, für die Werbung von Partnern – vor allem die Brust der archetypisch männlichen, rechten Seite. Auf der Textilebene hält jede Frau diese beiden Archetypen sicher auseinander und würde niemals im Still-BH zum Rendezvous kommen oder Dessous zum Stillen anziehen. Es geht also, je nachdem, welche Seite von Brustkrebs betroffen ist, um Selbstverwirklichung im mondigen (mütterlichen) oder venusischen (partnerschaftlich-sexuellen) Prinzip. Eine traurige epidemiologische Statistik verdeutlicht diese Situation: In allen Berufsgruppen gibt es annähernd gleich viele Frauen mit Brustkrebs, mit Ausnahme der katholischen Klosterfrauen, die signifikant häufiger dazu neigen. Das ist verständlich, da Nonnen diesen beiden Archetypen kaum nachkommen können. Wie schwer es überhaupt ist, diese beiden Themen in unserer modernen Gesellschaft befriedigend zu (er)lösen, zeigt die Verbreitung von Brustkrebs.
Zu **Prostatakrebs** ▸ siehe Seite 133

## Anregungen zur Vorbeugung und Therapie

- Sich lieber eigene Fehler zugestehen als ständig fremden Tugenden nachzuleben
- Sich Ausdruck verschaffen, statt den Körper für sich sprechen zu lassen
- Expansives Wachstum auf geistig-seelischer und Bewusstseinsebene anstreben, grenzüberschreitende Liebe entdecken und leben
- Sich über Fremdbestimmung und entwicklungsfeindliche Normen hinwegsetzen und sich mutig und radikal den geistigen oder Schicksalsgesetzen verpflichten und sie im eigenen Leben verwirklichen

- Sich im jeweiligen Themenbereich eigene Vorstellungen und Fantasien leisten, sie und sich mutig und auch gewagt wachsen und expandieren lassen
- Neues statt Neoplasmen wachsen lassen
- Frühe Träume und eigene Lebensziele und -wünsche wild entschlossen umsetzen
- Dem Körper nach Möglichkeit alle Wachstumsimpulse abnehmen und diese auf erlöste Ebenen lenken
- Mut zur eigenen Verwirklichung und zum eigenen Weg schöpfen
- Aufstehen gegen enge und starre (Lebens-)Regeln und die Selbstverwirklichung behindernde Normen sprengen
- Über die engen Egogrenzen hinauswachsen: Was will ich eigentlich der Welt schenken?
- Zu den (eigenen) Uranfängen zurückkehren: Was war mein ursprünglicher Traum vom Leben?
- Die Rückverbindung zum Urgrund des Seins herstellen: Worum geht es in meinem und allem Leben?
- Expansion und Bewusstseinsentwicklung in Richtung Grenzenlosigkeit und Unsterblichkeit der Seele: Wie kann ich über mich hinauswachsen, um schließlich mit allem eins zu werden?

## Ganzheitliche Maßnahmen

- Grenzerfahrungen wie Gipfelerlebnisse (*peak experiences*), die moderne Form von Einheitserfahrungen nach Maslow ▸ **siehe Seite 156**
- Unsterblichkeit im Geistig-Seelischen anstreben und der eigenen unsterblichen Seele die erste Stelle in der Lebensplanung einräumen
- Den Kampf ums (Über-)Leben offen(siv) und aggressiv auf der inneren Bilderebene aufnehmen, was nachweislich die Überlebenszeit mehr als verdoppelt (CD »Krebs«)
- Mit CDs wie »Lebenskrisen als Entwicklungschancen«, »Der innere Arzt« und »Selbstliebe« der eigenen Seele in ihrem (Über-)Lebenskampf beistehen
- Fasten, selbst zur Unterstützung einer Chemotherapie erwägenswert
- Krankheitsbilder-Psychotherapie ▸ **siehe Seite 23, 155**
- Therapie mit dem verbundenen Atem ▸ **siehe Seite 155**
- Ernährung kompromisslos und radikal auf vegan im Sinne von »Peace-Food« umstellen ▸ **siehe Seite 20**
- Weiterführend: »Krankheit als Sprache der Seele«

»Im Geistig-Seelischen über sich hinauswachsen.«

# MAGENERKRANKUNG

**Verstimmung im Aufnahmebereich • Konflikt bis zum Krieg im Magen • Nichts mehr schlucken können ohne Schmerzen • Das Nest der Kindheit ist zum Kampfplatz geworden**

## Die Sprache der Seele

Bei einer **Magenverstimmung** ist mit dem Magen das Organ der Aufnahmefähigkeit und der Gefühle verstimmt. Solche von der Körpermitte ausgehenden Missstimmungen beeinträchtigen die gesamte Lebensstimmung. Der Magen mag das Geschluckte nicht oder nicht in diesem Ausmaß. Er hat entweder zu viel, zu schnell oder Falsches bekommen, was ihn nun verstimmt.

Die Überforderung im weiterverarbeitenden Bereich verrät, dass sich jemand übernimmt, zu viel will oder sich zu viel zumutet. Es ist nicht zu verdauen, was er sich beziehungsweise seinem Magen auflädt.

Häufige **Magenschleimhautreizungen** verweisen auf eine wunde Seele mit kindlichen Geborgenheitswünschen, die schnell beleidigt ist und vieles anderen zuliebe und zum Wohl der Gemeinschaft tut. Dabei ist sie rasch gekränkt und *sauer*, wenn ihre Anliegen übersehen werden. Manchmal kommen auch noch Schlaraffenlandfantasien hinzu sowie Träume von völligem Versorgtsein. Die Antwort der Umgebung ist Magenschonkost, eine Art durchpassierte Kindernahrung auf Breiniveau, die dem Organismus alle Arbeit abnimmt.

Bei der **Entzündung der Magenschleimhaut** (Gastritis) geht es um Kampf und sogar Krieg bis aufs Blut – und das in einer Region, die der Geborgenheit und Harmonie verpflichtet ist. Es besteht unbewusst ein Konflikt zwischen Empfänglichkeit und aggressiver Abwehr gegen etwas, was *zum Erbrechen* ist. Eigene aggressive Kräfte werden in Gestalt von (Magen-)Säure gegen sich

### SCHLÜSSELFRAGEN

- **Was schlucke ich, obwohl ich es gar nicht verdauen kann?**
- **Wo richte ich meine Aggression gegen mich selbst?**
- **Wo ist mein Nest, meine Familie gründlich gestört?**
- **Was reizt mich an dem Geschluckten bis aufs Blut?**

selbst gerichtet und drängen nach oben, ins Bewusstsein: Etwas *stößt sauer auf* und führt auf Dauer zum *Sauer*sein. Emotionen werden von *armen Schluckern* geschluckt statt ausgedrückt.
Beim **Magengeschwür** eskaliert diese Situation mit geschluckten, aber unverdaulichen, nicht geäußerten Emotionen. Die ausgeschüttete Salzsäure zerfrisst in einem Akt der Selbstzerfleischung mangels materieller Alternativen die eigene Magenwand und bildet tiefe Krater beziehungsweise Geschwüre. Bei jedem Essen wird neuerlich Salz(säure) in die offenen Wunden geschüttet, was die Hilfeschreie des Magens in Form von Schmerzen erklärt. Die Haltung dahinter ist eine verschärfte Version der Vorstufen: Statt Konflikte auszutragen, besteht die Tendenz zu beleidigter, saurer Reaktion.
Mit hoher Abwehrspannung im ganzen Bauchraum soll der Magen, der symbolisch dem Nest der Kindheit entspricht, geschützt werden. Bei **Magenblutungen**, die viel seltener und weniger bedrohlich sind als die des Zwölffingerdarms, geht Lebensenergie verloren und kommt als Teerstuhl (pechschwarz) wieder zum Vorschein.

## Das Thema bearbeiten

Bei der Therapie der **Magenverstimmung** gilt es, zwischen Quantität und Qualität zu unterscheiden und die Betonung von Ersterer auf Letztere zu legen und obendrein genießen zu lernen. Die Devise könnte lauten: Erfüllung statt Fülle oder gar Völle(rei).
Bei der **Schleimhautreizung** ist zu lernen, Ärger gleich und am richtigen Ort zu äußern, Aggressionen bewusst einzusetzen und aufsteigende Emotionen auszudrücken. Übertriebene Verwöhnungs-, Geborgenheits- und Versorgungswünsche sind als Schlaraffenlandillusionen zu durchschauen und aufzugeben. Einerseits gilt es zu lernen, sich gegen Geschlucktes, das man zum Erbrechen findet, zu wehren, andererseits Geborgenheit und Hingabe an richtiger Stelle zu suchen und sich vom mütterlichen Nest zu verabschieden, um ein eigenes zu bauen.
Beim **Magengeschwür** ist es wichtig, autoaggressive Neigungen zu erkennen sowie mutiger und radikaler bei sich selbst, in der Tiefe der Seele, nach dem Rechten zu sehen, um notwendige Schritte auf eine reifere, erwachsenere Ebene zu schaffen. Die Sehnsucht nach dem Kindheitsparadies in mütterlicher Geborgenheit und nach Liebe und Versorgung gilt es, bewusst zu machen und sie sich auf entwickelterer Ebene zuzugestehen und zu schaffen.
Es muss offen(siv) abgewehrt werden, was der *arme Schlucker* bisher widerstandslos in sich hineingefressen hat. Stattdessen muss er härter und mutiger das zum Käfig gewordene Nest der Kindheit sprengen, um es zu verlassen, sich zu befreien sowie erwachsen und selbstständig zu werden.
Weiterführend: »Verdauungsprobleme«

## Ganzheitliche Maßnahmen

- Gegen den Wunsch, vor dem als ätzend empfundenen Leben zurück in die Kindheit zu flüchten, helfen Übungen des Standhaltens. Das können Pubertätsrituale sein und Aufgaben, die Selbstständigkeit und Erwachsenwerden betonen, etwa alleine reisen und sich Zeit zum (Nach-) Reifen schenken
- In der Magenschonkost die Breimahlzeiten der Kindheit wiederentdecken und mit Lust genießen, um sie dann, wenn der Bauch wieder gut ist, bewusst hinter sich zu lassen
- Die Hände aneinanderreiben, bis sie warm sind, dann auf den Bauch legen, wie bei Reiki oder Deeksha ▸ **siehe Seite 156**
- Wärmflasche auf den Solarplexus legen und sich Mittagsschlaf gönnen
- Rohen Kartoffelsaft oder Sauerkrautsaft trinken
- Mit der CD »Ärger und Wut« dieselben auf der Seelen-Bilder-Ebene bearbeiten, mit der CD »Mondprinzip« aus den »Lebensprinzipien« am eigenen Nest bauen

# MENSTRUATIONSSTÖRUNGEN UND -BESCHWERDEN

**Frau- und Fruchtbarsein schmerzen • Nicht im Einklang mit dem eigenen weiblichen Rhythmus leben • Den eigenen Lebensrhythmus nicht finden • Keine Aussöhnung zwischen Fruchtbarkeit und Freiheit**

## Die Sprache der Seele

Bei **schmerzhafter Menstruation** sind die Gebärmutterthemen Fruchtbarkeit und weibliche Heimat(höhle) mit Schmerzen verbunden. Frausein wird schmerzhaft erlebt, so lange *frau* mit der eigenen Weiblichkeit nicht ausgesöhnt ist. Im Sinne seelischer Vererbung wird das Problem häufig von der Mutter an die Tochter weitergegeben, indem sie es ihr monatlich vorlebt. Wenn die Blutung mit Schmerzen verbunden ist, verrät das einen möglicherweise unbewussten Kinderwunsch, der wiederum enttäuscht wurde. Wie jedes Symptom bietet auch dieses Vorteile, etwa die Fluchtmöglichkeit vor unangenehmen Themen wie etwa dem Sportunterricht. In Beziehungen kann eine schmerzhafte Blutung sogar zum Machtinstrument werden. Dann sind meist auch noch sexuelle Probleme mit im Spiel (des Lebens).

Eine **unregelmäßige Menstruation** verrät der Frau, dass ihr noch ein stabiler weiblicher Lebensrhythmus fehlt und sie auch in ihre Frauenrolle noch nicht verlässlich hineingefunden hat. Vielleicht ist das Mädchen nach der ersten Menstruation (Menarche) noch auf der Suche nach seinem Rhythmus oder die reife Frau vor der Menopause hat noch nicht genug erlebt und mag sich noch nicht wirklich lösen. Unregelmäßige Zyklen verdeutlichen auch mangelnde Verlässlichkeit und können in Themen wie Sexualität und Fruchtbarkeit Angst bringen.

Eine (zu) **starke Menstruation** kann auf eine Hormonstörung hinweisen oder auf ein Myom, das symbolisch häufig einem unbewussten Kinderwunsch entspricht. Sie verrät eine starke Abwehr gegen Themen wie Schwangerschaft und Frausein. Eine starke Menstruation kann sehr viel Lebenssaft und -kraft in Form von Blut kosten. Oft trifft es Frauen, die am »Liebeshormon« Östrogen und an der Verausgabung weiblicher Energie sparen und dann gleichzeitig so viel Blut und Lebensenergie für ihren Abwehrkampf verschwenden. Betroffene sind jedenfalls nicht in einem gesunden weiblichen Rhythmus angekommen, sondern neigen dazu, hart gegen sich selbst vorzugehen. Es besteht dabei die Gefahr von Blutarmut im Sinne mangelnder Lebensenergie.

Eine (zu) **schwache Menstruation** ist in der modernen Zeit kaum ein Problem und wird erst bei unerfülltem Kinderwunsch dazu. Das Thema Weiblichkeit bekommt hier (zu) wenig Energie, fällt gleichsam unter den Tisch. Wenn es ein Zeichen von Unfruchtbarkeit ist, weil einem potenziell befruchteten Ei kein Nest zur Verfügung gestellt werden kann, wird deutlich, dass die Möglichkeit, Mutter zu werden, abgelehnt wird.

Eine **ausbleibende Menstruation** kann viele Gründe haben, von Schwangerschaft bis Menopause, von Angst über Stress bis zu

## SCHLÜSSELFRAGEN

- **Wie komme ich zur Aussöhnung mit meinem Frau- und Fruchtbarsein?**
- **Wo bin ich aus dem Rhythmus und wie komme ich hinein?**
- **Wo und wie kann ich meine weibliche Mitte finden?**
- **Wie kann ich mich besser erholen und regenerieren?**

Hunger, aber auch Magersucht und die Antibabypille. Fruchtbarkeit steht einfach nicht an, die komplette Verweigerung des Frauseins bei Magersucht macht das deutlich ▸ **siehe Seite 62**. Ansonsten kommen noch große Trauer, erhebliche Fehlernährung und massive Reizüberflutung infrage, alles Situationen, die nicht zum Nestbau geeignet sind – weder zum inneren noch zum äußeren. Das Leben verläuft jenseits des vorbestimmten (geschlechtlichen) Rhythmus. Die eigenen Lebenssäfte kann oder muss *frau* für sich behalten (etwa bei Hunger), auf sich selbst bezogen bleiben, auf fremde (befruchtende) Impulse verzichten. Ihr fehlen Opferbereitschaft und Hingabe und schließlich fällt auch die monatliche Reinigung und Regeneration aus.

## Das Thema bearbeiten

Bei der **schmerzenden Menstruation** besteht die Aufgabe darin, sich mit der eigenen Geschlechtsrolle und dem zugehörigen Lebensrhythmus auszusöhnen. Es gilt, Frausein als Lebensaufgabe anzunehmen und sich der eigenen weiblichen Kraft und Kreativität hinzugeben sowie die Chancen zu erkennen und schätzen zu lernen, die im Frau- und Fruchtbarsein liegen. Gelingt es, in der Blutung der großen Göttin oder der Weiblichkeit ein bewusstes (Blut- und Lebenskraft-)Opfer zu bringen, wird das kaum noch schmerzhaft erlebt werden. Außerdem ließe sich die Menstruation als Schon- und Erholungszeit und – nach Hildegard von Bingen – auch als Reinigungsritual verstehen, als eine Zeit, um dem Körper Zuwendung und Frieden zu schenken.

Bei **unregelmäßiger Menstruation** geht es darum, sich mit der Polarität und dem großen Rhythmus von »Stirb und werde«, Leben und Tod auszusöhnen. Auch eine bewusste Auseinandersetzung mit dem eigenen (Lebens-)Rhythmus, den lebensnotwendigen »Regeln« und der entsprechenden *Regel*mäßigkeit ist hilfreich. Sobald die Frau ihren Rhythmus als Frau gefunden hat, wird die Periode das spiegeln.

Eine die Lebenskraft verschwendende (zu) **starke Menstruation** ließe sich (er)lösen, indem sich die Frau für ihre ureigenen weiblichen Interessen einsetzt. Dabei müsste sie ihr Herzblut in ihr Frausein fließen lassen, mit alten Ängsten aufräumen und Ordnung schaffen, um sich auf das Weibliche mit seinem (Mond-)Rhythmus einzulassen. Wenn *frau* ihre Kraft und Energie ausgiebig fließen lässt und sich mit Hingabe der eigenen weiblichen Aufgabe widmet, wird sie ohne (Energie- und Blut-)Verluste im Strom des Lebens mitschwimmen.

Die (zu) **schwache Menstruation** fordert auf, sich über die angestrebten Formen von Fruchtbarkeit klar zu werden. Ein Kinderwunsch könnte hinterfragt werden. Statt die Situation mit Hormonbehandlungen anzugehen, wie heute üblich, ließe sich auch erst

eine Partner- und Berufssituation schaffen, die die Hormone von selbst in Fluss bringt und in der körperliche Fruchtbarkeit auch Sinn für die Betroffene macht.
Eine **ausbleibende Blutung** könnte Anlass zu bewusster Regeneration und Erholung sein, aber auch für entsprechende Übungen und Rituale, um die Aufgaben früherer Phasen zu erlösen, etwa Urvertrauen in der intrauterinen Zeit zu gewinnen, Kindlichkeit in der Kindheit nachzuholen und so weiter. Ersteres kann in jeder Einheitserfahrung nachgeholt werden, Letzteres durch Kennenlernen des inneren Kindes.
Erst wenn es gelingt, das Kind in sich zu erlösen, kann die Frau sich davon lösen.

### Ganzheitliche Maßnahmen

- Dem reifen weiblichen Lebensrhythmus folgen und sich Zeit für den archetypischen Mondaspekt im Leben nehmen
- Die Zeit der Menstruation als Regenerations- und Reinigungschance nutzen und mit zwei Wärmflaschen im Bett, eine auf dem Unterleib, eine an den Füßen, genießen lernen
- Frauenmanteltee trinken
- Warme (Sitz-)Bäder zur Entspannung
- Homöopathie: Pulsatilla C30, einmal 3–5 Globuli
- Weiterführend: »Frauen-Heil-Kunde«, CD »Frauenprobleme«

# NÄGELBEISSEN

**Sich selbst die Krallen amputieren aus Angst vor den eigenen Waffen • Aggressives Kastrationsprogramm bezüglich der eigenen Wehrhaftigkeit**

### Die Sprache der Seele

Beim Nägelbeißen oder -kauen nagen die Zähne, die Waffen im Mund, die Reste der Krallen und Waffen an den Fingerspitzen ab. Damit schlägt man sich nicht, sondern beißt sich im wahrsten Sinne des Wortes die Waffen aus der Hand. Dahinter kann nur große Angst vor wahrscheinlich lange aufgestauten Aggressionen stecken. Wer seine Waffen schleift oder noch wörtlicher sich die Aggression *verbeißt* und die Krallen amputiert,

braucht sie nicht mehr einzusetzen, er kann harmlos und ungefährlich bleiben und sich die Hände weiter in Unschuld waschen.
Meist beginnt das Symptom bei Kindern, die sich nicht trauen, ihr Leben in Angriff zu nehmen und die zu wenig Ventile für ihre Lebenskraft und -energie haben, dabei aber unbewusst im wahrsten Sinne des Wortes hungrig auf Aggression sind. In der frühen Kindheit kann sich die Symptomatik auch mit Trotz gegen beengende und aggressionsunfähige Eltern verbinden. Kinder spiegeln generell und in dieser Symptomatik besonders deutlich ihre Eltern und deren Probleme, in diesem Fall die mit Aggression und Lebensenergie verbundenen.

## Das Thema bearbeiten

Beißt das Kind die Nägel ab, könnten die mitbetroffenen Eltern ihre Aufgabe darin sehen, Achtung und Respekt für die eigenen vitalen Kräfte zu entwickeln. Es wäre naheliegend, nach außen gerichtete physische Aggressionen bewusst zurückzunehmen und sich das damit verbundene Zurückweichen vor dem Leben einzugestehen. Es gilt, Ventile für innere Vitalität zu schaffen, das eigene Innenleben mutig zu erforschen und zu beleben und ihm Raum zu geben.
Wer sich seinen Lebenshunger eingesteht und lernt, ihn zu stillen, indem er seine physischen und psychischen Kräfte zu schätzen weiß, wird wie von selbst auch seinen Kindern ein offen(siv)eres Leben ermöglichen. Das Motto könnte also lauten, nach außen defensiver zu werden, nach innen mutiger, um sich dem Leben zu stellen. Lieber die inneren Krallen zeigen und sich vom Lebenskuchen abbeißen, was einem zusteht.

## Ganzheitliche Maßnahmen

- Aggressionsübungen: von imaginärem oder wirklichem Holzhacken bis zur Dynamischen Meditation nach Osho ▸ **siehe Seite 156**
- Offensive Sportarten mit Hingabe und Elan, mit Kraft und (Muskel-)Einsatz den Kindern nahebringen, etwa Kampfsportarten, aber auch Fußball, Handball, Eishockey oder Selbstverteidigung für Mädchen
- Kinder zur eigenen Meinung, für die sie eintreten und streiten können, ermutigen

### SCHLÜSSELFRAGEN

- **Warum kann sich unser Kind seiner Aggression nicht stellen?**
- **Wie schaffen wir eine Atmosphäre, die ein vitales, energetisches Leben ermöglicht?**
- **Wo sind solche Autoaggressionssymptome im Sinne aggressiver Selbstverstümmelung auch bei uns Eltern zu finden?**

# NIEREN(BECKEN)ENTZÜNDUNG

**Ungelöster Konflikt in der Niere beziehungsweise Partnerschaft • Kampf um das Zentrum der Niere und Partnerschaft • Mit dem Druck aus der Partnerschaft oder anstehenden Themen nicht zurande kommen**

## Die Sprache der Seele

Das Nierenbecken ist der Auffangtrichter für das Seelenabwasser, das von hier in die Blase abfließt. Die Nieren sind für die Aufrechterhaltung des Gleichgewichts zwischen sauren, archetypisch männlichen, und basischen, archetypisch weiblichen, Kräften zuständig. Im übertragenen Sinn ist dies die Aufgabe einer Partnerschaft.

Oft steigt die Entzündung über Erreger beziehungsweise der Konflikt von der Blase auf, die für das Thema Druck und Ablassen desselben zuständig ist. Aufsteigende Erreger verdeutlichen also mangelhaftes Loslassen des Drucks. Noch erregende und aufregende Themen, die man seelisch schon loswerden und über die Blase abfließen lassen wollte, drängen hoch ins Nierenbecken, kommen dadurch zu Bewusstsein und verlangen Auseinandersetzung.

Entzündungen auf dem Boden von Nierensteinen ▸ **siehe Seite 123** stehen für seelische Konflikte und nicht zur Lösung gebrachte Themen (Steine) in der Partnerschaft. Die Verfestigung solch ungelöster Partnerschaftsprobleme reizt das empfindliche Nierenbecken in Gestalt der Steine und der Konflikt wird deutlich.

## Das Thema bearbeiten

Aufgabe ist die Konfrontation der zugrunde liegenden Partnerschaftsprobleme und ihre Lösung im zwischenmenschlichen Bereich statt ihre Niederschlagung etwa durch Antibiotika. Es geht darum, für Harmonie und inneres Gleichgewicht aktiv zu kämpfen und gegebenenfalls eine Streitkultur in der Part-

### SCHLÜSSELFRAGEN

- **Wieso trage ich Partnerschaftskonflikte mit mir selbst und nicht mit meinem Partner aus?**
- **Was setzt uns so unter Druck?**
- **Welche Themen können wir nicht zur Lösung bringen?**
- **Wo fehlt die Harmonie?**

## SONDERFALL

### NIERENINSUFFIZIENZ

**Bei der Niereninsuffizienz versagen die Filterstationen und es kommt zu einer Harnvergiftung (Urämie). Die Symptome betreffen fast alle Körpersysteme, da alle Entgiftung brauchen. Es kommt zu Müdigkeit, Leistungsschwäche und Libidoverlust, zu Appetit- und Lustlosigkeit. Man kann und mag nicht mehr, wird lebensmüde, wenn auch nicht lebenssatt. Durchfall und Erbrechen sind Versuche der Entgiftung, um loszuwerden, was belastet. Atemnot enthüllt die Gefahr, am eigenen Abgas zu ersticken. Durcheinandergeratene Wasser- und Salzhaushalte verdeutlichen, wie Wasser und Salz des Lebens nicht mehr im rechten Maß zu halten sind, Hautblutungen zeigen Lebenssaft, der davonläuft. Schlafsucht bis ins Koma demonstriert die Tendenz, schon auf die andere Seite hinüberzuwollen. Die Lösung liegt darin, rechtzeitig Schleusen zu öffnen und über alle verfügbaren Wege zu entgiften und sich auszusöhnen – vor allem in partnerschaftlicher Hinsicht. Über Dialyse und Spenderniere lässt sich ein Aufschub erwirken, aber mit welchem Ziel? Wozu ein neues Leben im alten Körper nutzen?**

nerschaft zu schaffen und zu pflegen. Engagierte offen(siv)e Kampfbereitschaft steht ins Haus (der Beziehung), um Seelen- statt Scheinharmonie zu erreichen.

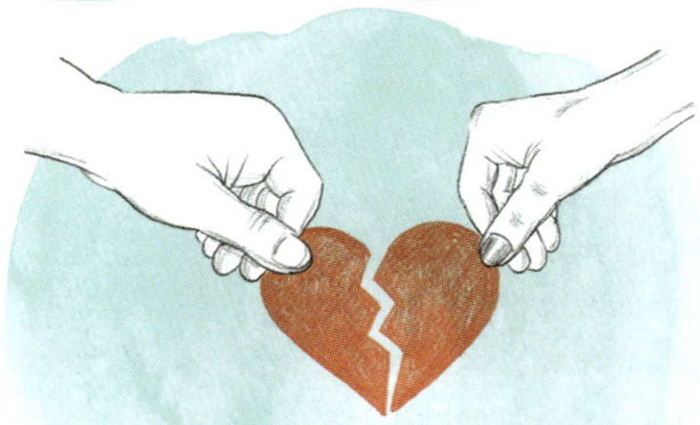

»Um die Beziehung kämpfen statt in der Niere.«

## Ganzheitliche Maßnahmen

- Akut: viel trinken, neben Wasser am besten Nieren-Blasen-Tee
- Kohlblätter blanchieren und als Wickel auf Nierenbereich legen
- Nierenregion mit Zwiebelsaft einreiben
- Nahrung: Pastinakenwurzeln und Preiselbeersaft

# NIERENSTEINE

**Versteinerung ungelöster Stoffe im Becken der Niere und Partnerschaft • Der Abfluss des Seelenabwassers ist blockiert • Sekundäre Konflikte aus dem Dauerreizzustand der Nieren, der den Liebesreiz ersetzt • Wer ständig gereizt ist, kann viel Schönes gar nicht mehr wahrnehmen**

## Die Sprache der Seele

Aufgabe der Nieren ist die Regulation des (Seelen-)Wasserhaushaltes und die Aufrechterhaltung des Gleichgewichts zwischen weiblichen (Basen) und männlichen (Säuren) Kräften, entsprechend der Aufgabe einer Partnerschaft. Nierensteine treten weit häufiger bei Männern auf. Bei Steinbildung handelt es sich um die Anhäufung überlebter Themen, die längst hätten losgelassen werden sollen. Solch versteinerte Emotionen blockieren den Fluss der Entwicklung und erzeugen gefährliche Staus. Seelische Themen werden chronisch und versteinern, wenn ihre Äußerung Ängste auslöst vor Veränderung der Beziehung, die in Fluss zu bringen wäre.

Sogenannter Grieß symbolisiert Sand im Getriebe der Partnerschaft und damit den Beginn der Versteinerung. Werden Partner nur noch *ausfällig* und bemühen sich nicht mehr, ein gemeinsames Leben in Gang zu bringen, neigen *ungelöste* Probleme zu Verhärtung und werden zu sogenannten Altlasten. Diese verhärten wiederum die Stimmung in der Beziehung. Beide Partner können im Angesicht entsprechender Probleme allmählich versteinern wie in der Bibel Loths Frau, die sich zurückwendet und an der Vergangenheit festhält. Wer so zur Salzsäule erstarrt, ist natürlich nicht mehr vorwärtsgewandt und im Fluss des Lebens. Salze sind das Material der meisten Steine und entstehen aus der Vereinigung von basi-

### SCHLÜSSELFRAGEN

- Welche Themen kann ich nicht zur Lösung bringen?
- Wo versteinere ich und sitze chronisch fest (in meiner Beziehung)?
- Wo können wir uns nicht von der Vergangenheit lösen?
- Wie kann ich mich aus der Versteinerung (er)lösen?
- Welche Geburt steht bei uns an?

schen (weiblichen) und sauren (männlichen) Kräften. Sie sind wie die Kinder einer Beziehung etwas Neues, Neutrales, die Extreme Verbindendes. Sie sind konzentriert und wirken konservierend. So konservieren sie auch die Probleme, versteinern und verewigen sie. Als Hindernisse will der Organismus sie loswerden und versucht sie mittels Koliken zu gebären, indem er mit wehenartigen Geburtswellen entsprechende Geburtsschmerzen auslöst.

## Das Thema bearbeiten

Die schwierige Aufgabe besteht darin, bereits in Erstarrung übergegangene Beziehungsthemen, die den Strom der gemeinsamen Entwicklung blockieren, wieder in Fluss zu bringen und sich diese Themen neuerlich bewusst zu machen. Auch den mit der Zeit im Getriebe der Beziehung entstandenen Sand, etwa in Gestalt nerviger Routine, gilt es zu erkennen und ins Bewusstsein zu holen, um ihn (auf) zu lösen.
Seelisch statt körperlich sollte sich herauskristallisieren, was zu lösen ist. Entsprechenden Themen ist mit Konsequenz bis Härte zu begegnen, um Klarheit zu schaffen. Nicht mehr Lösbares ist – zur Not unter schmerzhaften Geburtswehen – loszuwerden.
Ist eine Lösung übersättigt, fällt sie aus – der Beginn von Steinbildung und Versteinerung. Wenn beide Partner gewisse Themen satthaben, ohne damit bewusst fertig zu sein, werden sie oft ebenfalls ausfällig. Gerade was man satthat, darf man aber nicht verdrängen, weil es sich jederzeit verkörpern und dann erst recht Ärger machen kann.
Aufgabe ist die Versöhnung der Gegensätze; gerade zwei gegensätzliche Menschen können Neues und Einzigartiges hervorbringen, wenn sie sich wirklich finden und eins werden. Das erfordert mutige Sprünge aus Altem in Neuland ohne Rückschau. So wird Partnerschaft zum Katalysator für Eigenentwicklung. Koliken lehren, Hindernisse als Aufgaben zu erkennen, die zu bewältigen sind. Zur Not ist es besser, *ausfällig* zu *werden*, als Steine auszufällen (abzusondern).

## Ganzheitliche Maßnahmen

- Akut: viel trinken, neben Wasser vor allem Nieren-Blasen-Tee
- Vom Tisch springen und hart landen
- Rettichsaft trinken
- Vorbeugend: regelmäßig fasten
- Grundsätzlich mindestens zwei Liter Wasser pro Tag trinken
- Pflanzlich-vollwertige, am besten vegane Ernährung

»Konsequent werden, statt zu versteinern.«

# OHRENSCHMERZEN UND OHRENTZÜNDUNG

**Hilfeschrei des Gehörorgans • Was zu Ohren kommt, verursacht Schmerzen • Ermahnung zum (Hin-)Hören – horchen und gehorchen • Konflikt beim Zuhören und beim Gehorchen**

## Die Sprache der Seele

Schmerzen sind immer ein Hilfeschrei des Gewebes, im Falle des Ohres geht es um die Themen (Hin-)Hören, Horchen und Gehorchen. Bei der Ohrentzündung handelt es sich um einen Konflikt, der sich an diesen Themen entzündet. Bei Kindern treten Ohrenschmerzen am häufigsten im Alter des Gehorchenlernens auf. »Wer nicht hören will, muss fühlen« wird hier deutlich. Bei Fieber ▸ **siehe Seite 82** kommt eine Generalmobilmachung der Abwehr hinzu.

Bei einer **Entzündung des Gehörgangs** handelt es sich um einen eher oberflächlichen, äußeren Konflikt, bei dem es um die Filterung des Eingelassenen, etwa um Reizüberflutung geht. Entsprechende Fragen mögen auftauchen: Gehörte es sich, da zuzuhören, oder war das an sich schon unge*hör*ig? Wurde Unerhörtes gehört? Und war das Gehörte überhaupt gehörig?

Bei einer akuten **Mittelohrentzündung** besteht ein aggressiverer, tiefer gehender Konflikt mit akut beginnenden Ohrenschmerzen und Hilfeschreien. Oft kommen auch Fieber und Schüttelfrost hinzu. Schon bei der Generalmobilmachung der Abwehr kann es einen gehörig hernehmen und durchschütteln. Die dabei auftretende Schwerhörigkeit macht die fehlende Bereitschaft, jemandem zuzuhören oder ihm sein *Ohr* zu *leihen* deutlich. Wenn jemand weder hören noch gehorchen will, mögen Aussprüche ins Spiel kommen wie »ich kann's nicht mehr hören« im Sinne von »ich halte das nicht mehr aus«. Es entsteht ein Kampf zwischen Egozentrik – »ich will nichts hören« – und Demut – »ich schenke dir Gehör«.

Bei einer Mittelohrentzündung kann sich ein Paukenerguss bilden, der schließlich das Trommelfell durchbrechen kann. Dabei fließt der Eiter nach draußen ab, was einer Entladung des Überdrucks aus der Paukenhöhle entspricht. Schmerzhafter Druck treibt die Betroffenen um, bis es endlich zum Durchbruch nach draußen kommt, der als Erleichterung empfunden wird.

**SONDERFALL**

**GEHÖRGANGSEKZEM**

**Der äußere Gehörgang ist eine Art Schalltrichter wie das Hörrohr der alten Ärzte. Ein juckender Ausschlag im Eingangsbereich des Hörorgans verrät, dass etwas chronisch reizt und einen juckt. Es wird etwas Dunkles, Schattenhaftes, aber jedenfalls doch Reizvolles sein, das sich Gehör verschaffen will.**
**Statt dauernd kratzend im Ohr zu bohren, wäre es besser, in der seelischen Tiefe des Unbewussten zu bohren und sich zu fragen: Was juckt mich da so (ein)dringlich?**

## Das Thema bearbeiten

Kinder, die am häufigsten von Ohrenschmerzen betroffen sind, spiegeln ihren mitbetroffenen Eltern oft deren eigene Probleme, in diesem Fall eine schmerzhaft aggressive Auseinandersetzung um die Themen Hören – Horchen – Gehorchen. Die eigene innere Stimme zu entwickeln und ihr gehorchen zu lernen ist andererseits eine lebenslange Aufgabe, die dabei auch angesprochen ist.
Statt bei **Gehörgangsentzündung** dauernd mit dem Finger im Ohr zu stochern, um die Entzündungsschwellung zu erleichtern, liegt es näher, in den Tiefen des Unbewussten danach zu forschen, was man an Unerhörtem und Ungehörigem überhört hat.
Bei einer **Mittelohrentzündung** werden alle verfügbaren körperlichen und seelischen Kräfte für den tief gehenden Konflikt im Kampf um notwendigen Gehorsam gebraucht. Eltern haben die Verantwortung, es ihren Kindern beizubringen. Wer nicht gehorchen lernt, weder einer äußeren noch (wichtiger) der eigenen inneren Stimme, ist langfristig verloren.
Bei der Mittelohrentzündung und ihrem tieferen Konfliktpotenzial müssen die Betroffenen (Kinder) sich oft richtig durchschütteln lassen – was die Eltern möglicherweise versäumt haben – und alles für den Kampf ums Gehorchen geben.
Auf dem Weg des Lernens ist der zeitweilige Verschluss der äußeren Ohren zugunsten einer Innenwendung hilfreich. Entlastende Durchbrüche in neue Bewusstseinsräume sind natürlich besser im übertragenen Sinn als auf Trommelfell-Ebene zu bewerkstelligen. Für die Kinder geht es darum, die Mitte zwischen Selbstbehauptung und Anpassung an äußere Gegebenheiten zu finden.

## Ganzheitliche Maßnahmen

- Bei Kindern: In der Trotzphase dürfen und müssen Kinder nachgeben und gehorchen lernen, aber auch nach innen horchen und auf die innere Stimme hören lernen. Die CDs für Kinder »Ich bin mein Lieblingstier« und »Märchenland« können dabei helfen, vor allem wenn die Eltern anschließend die Themen in Eigenregie ausweiten

- Bei Gehörgangsentzündung oder -ekzem kann man mit dem kleinen Finger etwas Eigenurin einführen und auf die betroffenen Stellen tupfen ▸ siehe Seite 21
- Zwiebelwickel sind die sicherste Hilfe bei akuten Ohrenschmerzen: Zwiebel hacken, in einen Stoffbeutel füllen, diesen gut verschließen und aufs Ohr legen

»Wer nicht hören will, muss fühlen.«

# OHRGERÄUSCHE, HÖRSTURZ UND TINNITUS

**Hörsturz als Warnschuss, nachdem viele Warnungen überhört wurden • Enervierende Töne im Ohr zwingen zum Nach-innen-Horchen • Der kleine Mann im Ohr • Zu viel um die Ohren haben**

## Die Sprache der Seele

Ein **Hörsturz** führt plötzlich und akut zu einseitiger Schwerhörigkeit und hinterlässt oft störende, aber auch wachrüttelnde Ohrgeräusche. Dieser schlagartige Zusammenbruch der Hörfähigkeit ereilt die Betroffenen in (Lebens-)Situationen äußerer Überforderung durch Stress. Sie schalten auf einem Ohr ab, erleben das aber eher passiv, als würden sie abgeschaltet, und erschrecken entsprechend. Es ist eine erzwungene Abwendung von der Umwelt zugunsten der Innenwelt und damit ein unerlöster Rückzug aus der äußeren in die eigene innere Welt. **Schwerhörigkeit** verrät einen Mangel an Bereitschaft zu gehorchen. Die Frage »Kannst du nicht hören?« weiß von dieser Doppelbe-

deutung. Weitere Redewendungen machen hier ehrlich: Wer schon viel *zu viel um die Ohren hat, will* natürlich von draußen *nichts mehr hören und wissen.* Idealerweise würde er diese Aufforderung zum Nach-Innen-Horchen wahrnehmen.
Bei **Tinnitus** wird äußerer Stress gleichsam nach innen genommen und zu schwer erträglichem inneren Lärm. Wer *zu viel um die Ohren hat,* beginnt Warnsirenen und Alarmglocken zu hören, die nur ihn meinen und die auch sonst niemand hört. Er kann sich nicht dagegen wehren und muss alles (innen) mit sich allein ausmachen. Ein bisher *unerhörtes* Bedürfnis nach Stille wird vom Symptom bewusst gemacht. Zusätzlich fungiert bei Tinnitus die innere Geräuschkulisse wie ein Störsender und macht äußere Töne und Stimmen fast unverständlich.

### SCHLÜSSELFRAGEN

- **Wieso habe ich viel zu viel um die Ohren?**
- **Was kann und will ich nicht mehr hören?**
- **Warum reicht es mir so sehr?**
- **Wovon muss ich mich vermeintlich abschirmen?**
- **Wem oder was soll ich nicht mehr zuhören?**

## Das Thema bearbeiten

Die Aufgabe liegt wie immer darin, dem Körper die Darstellung der Probleme abzunehmen. Bezüglich Hörsturz geht es darum, sich freiwillig auf die Notwendigkeit eines plötzlichen Rückzugs einzustellen und schon einmal aufzu*hören,* auf andere (äußere Stimmen) zu hören und die eigene innere zu favorisieren. Wahrscheinlich muss erst gelernt werden, diese überhaupt wahr- und wichtig zu nehmen, bevor es gelingen kann, ihr zu gehorchen. Wer die Fähigkeit des Lauschens – wie sie Kinder noch haben – zurückgewinnt, nach innen horchen und der (eigenen) inneren Stimme vertrauen und gehorchen lernt, der ist auf dem richtigen Weg zu sich (selbst).
Dem vom Symptom ausgehenden Zwang gehorchend, lohnt es sich, dem eigenen inneren Ton und *kleinen Mann im Ohr* zuzuhören, um sich mit ihnen dankbar auszusöhnen, schließlich können sie den richtigen Weg weisen. Auch der hinzukommenden Schwerhörigkeit gilt es, immer wieder bewusst und gleichsam rituell nachzugeben und sich vom Außen ab- und dem inneren Raum zuzuwenden.
Während man den inneren Lärm ertragen muss, wird immer wieder klar und deutlich, wie weit man es hat kommen lassen. Wer der inneren, noch von Lärm überlagerten Stimme trotzdem Gehör schenkt und gehorcht und dabei auch noch lernt, sich auf

sich selbst zu verlassen und einzulassen, bekommt manchmal das Geschenk der (inneren) Stille zurück oder gerät sogar in Einklang mit der »inneren Musik«.

## Ganzheitliche Maßnahmen

- Ganz bewusst lernen, sich von der Hektik, Lautheit und Lärmverschmutzung der (äußeren) Welt rechtzeitig zu distanzieren, bevor das Schicksal einem die Hörfähigkeit entzieht
- Meditationen zur Aussöhnung mit dem Ziel, innerlich und äußerlich ruhiger zu werden, sind im akuten Fall hilfreich
- Dem starken Bedürfnis, endlich wieder innerlich Ruhe zu bekommen, in entsprechenden Exerzitien und Übungen nachgehen, um innere Stille zu verwirklichen und auf dem Weg der Individuation voranzukommen – eventuell bei einem Klosteraufenthalt
- Atlas-Energetik-Behandlungen nach Jürgen Krackow ▸ **siehe Seite 155**
- Mit CDs wie »Vom Stress zur Lebensfreude« und »Ärger und Wut« die äußere Situation befrieden
- Weiterführend: »Krankheit als Sprache der Seele«, CD »Tinnitus und Gehörschäden«

# PILZERKRANKUNG

**Pilze als Besatzer in leblosen Regionen und Organen • Nicht mehr (alleiniger) Herr im eigenen Haus sein • Sich nicht behaupten können • Nicht mehr mit Leben erfüllte Orte an die Spezialisten für Totes verlieren**

## Die Sprache der Seele

Pilze ernähren sich von totem organischen Material, das heißt, alles Unlebendige kann zum Opfer der Pilzinvasion werden. Bei Bäumen sieht man, wie Pilze nur die alte Rinde befallen, während die jungen vitalen Stämme frei davon bleiben.

Beim **Hautpilz** werden die eigenen Grenzen trotz Schutzschild aus Säuremantel von den fremden Truppen der Pilze besetzt. Der Besitzer ist offenbar zu schwach, sich *seiner*

*Haut* zu *wehren*. Als Gründe kommen eine schwache Abwehrlage (und ein ebensolches Selbstbewusstsein) infrage, wie etwa bei lang dauernder Antibiotikatherapie, Aids oder Krebs. Die Hautgrenze ist offensichtlich unlebendig bis beinahe leblos, sodass die Pilzsporen sich hier wohlfühlen.
Ein weiteres Thema kann in dem Wunsch liegen, das Kontaktorgan Haut unattraktiv zu machen, um sich etwaige Partner vom Leib zu halten.
Bei **Nagelpilz**, auch **Fußpilz** gehört meist dazu, sind mit den Nägeln die Reste unserer Krallen befallen und damit unsere Waffen. Deren Besitzer sind zu schwach, ihre Krallen zu zeigen und sich ihrer Haut gegen die Pilzinvasion zu (er)wehren. Wenn die eigenen Aggressionswerkzeuge so leicht von fremden Invasionstruppen besetzt werden können, ist das ein schlechtes Zeichen für die eigene Kraft, Energie und Abwehrlage. Die Invasoren enteignen gleichsam die leblosen Waffen beziehungsweise machen sich in den eigenen Stellungen breit.
Bei Pilz an den Fingernägeln zeigt sich, dass Betroffene sich nicht so leicht nehmen oder krallen können, was sie möchten, sie haben keine so saubere Art, ihr Leben in den Griff zu bekommen. Nagelpilze machen oben wie unten immer einen unsauberen Eindruck. Beim Fußpilz, der die unteren Krallen befällt, ist der Aspekt von Unsauberkeit besonders deutlich wie auch der Verdacht, die Beziehung zu Mutter Erde und Frau Welt sei nicht sicher und sauber, sondern eher schmutzig und von Miss- und Verachtung geprägt. Auch ein Konflikt um eigene Standpunkte, Standhaftigkeit und Standfestigkeit kann sich hier abbilden.
**Scheidenpilz** verweist auf eine wenig lebendige Geschlechtsregion und Konflikte bezüglich der Auswahl von Intimpartner(n) und diesbezüglicher sexueller Auseinandersetzungen. Die Scheide, die Lust und Hingabe symbolisiert, ist als Eintrittspforte zum Intimbereich weder ausreichend mit Lebensenergie gespeist noch ausreichend behütet. Gründe für chronischen Pilzbefall liegen oft in einer (unbewussten) Abspaltung der Unterleibsthematik, etwa bei Sexualität ohne Liebe. Der mit dem Pilz oft einherge-

## SCHLÜSSELFRAGEN

- **An welchen Orten kann ich mich meiner Haut nicht wehren?**
- **Was macht meine Waffen und Krallen so minderwertig?**
- **Wie ist meine Erdung und meine Beziehung zu Mutter Natur?**
- **Wie kann ich meine Intimsphäre beleben und zugleich sicherer beschützen?**
- **Wie lebendig ernähre ich mich und wie verdaue ich das Leben?**

hende Ausfluss verdeutlicht ein Reinigungsbedürfnis und die Entsorgung von Kriegsschrott, der bei den entzündlichen Kämpfen und Kriegen entstanden ist.
**Darmpilze** weisen auf eine(n) unlebendige(n) Verdauung(strakt) hin und oft auf falsche Ernährung. Die Art, sein Leben und die Karmafrüchte zu verarbeiten, ist leblos und konfliktträchtig. Dieser hinduistische Ausdruck verweist darauf, dass wir ernten, was wir gesät, und verdauen müssen, was wir uns eingebrockt haben.

## Das Thema bearbeiten

Wo immer Pilze auf uns siedeln, fehlt Lebendigkeit. Diese gilt es, gerade an diesen Orten mit ihren entsprechenden Themen ins Spiel (des Lebens) zu bringen.
Was den Befall der **Haut** angeht, ist es hilfreich, die eigenen Grenzen in geistig-seelischer Hinsicht zu öffnen. Es ist geschickter und angenehmer, Fremdem bei sich Raum zu geben und es sich zu eigen zu machen, als es zu bekämpfen oder sich gar selbst von ihm allmählich übernehmen zu lassen. Mit Schlagfertigkeit und klarer verbaler Abwehr lässt sich das Kontaktorgan sauberer und besser schützen als mit abstoßendem Pilzwachstum.
Bei **Fußpilz** ließe sich die Abwehr in Bezug auf eigene *Stand*punkte reduzieren und neu um ein sauberes Verständnis ringen.
Bei **Scheidenpilz** steht die Wiederbelebung der geschlechtlichen Unterwelt durch genussvolle Sexualität an. Wenn die Frau ihre Scheide als Spielwiese der Lebensfreude entdeckt und für saubere Verhältnisse sorgt, mutig und offen(siv) ihre (neue) Wahl trifft und so in eine harmonische, erfüllende Beziehung voller Lebendigkeit hineinwächst, wird sie die eigene weibliche Intimsphäre offensiv und erfolgreich verteidigen können.
**Darmpilz** verlangt eine mutige, offen(siv)e Verdauung des Lebens. Auf Ernährungsebene ist es notwendig, entschieden abzulehnen, was unlebendig ist und nur Pilze, die das Tote lieben, ernährt, und dafür Lebensmittel zu nehmen, welche die Vitalität fördern. Gleiches gilt für geistige Nahrung.

## Ganzheitliche Maßnahmen

- Konkrete Übungen: Fremdes und Fremde kennenlernen; sich mit Fremdem einlassen und sich kritisch, offen(siv) damit auseinandersetzen
- Lebendige Nahrung im Sinne von »Peace-Food« zu sich nehmen, die die Pilze nicht verwerten können, die der Körper aber in lebendige Strukturen umwandeln kann; sich die tägliche Wahlmöglichkeit bewusst machen: entweder den Pilz mit toten Nahrungsmitteln nähren oder sich selbst mit lebendigen ▸ **siehe Seite 20**
- Weiterführend: Doppel-CD »Hautprobleme«, »Aggression als Chance« und »Mythos Erotik«

# PROSTATAVERGRÖSSERUNG

**Die Vorsteherdrüse auf Expansionskurs • Blockade des Urinstrahls und der Ausstrahlung • Restharn als nächtlicher Ruhestörer**

## Die Sprache der Seele

Die Vergrößerung der Prostata trifft jene walnussgroße männliche Drüse, die eine Art Hüterin an der Schwelle zur zweiten Hälfte des Lebens ist und für die Versorgung der Spermien und für die Schmiere beim Geschlechtsverkehr sorgt. Ihr überschießendes Wachstum in der zweiten Lebenshälfte trifft fast alle Männer moderner Gesellschaften und gilt als normal. Dahinter steckt aber die Missachtung der Drüse und ihres Themas der *saftigen* Sinnlichkeit. Lediglich bei Männern mit tantrischem Sexualverständnis, die ihre Flüssigkeit schätzen und regelmäßig nutzen, fließt sie lebenslang. Ihre Vorsteherdrüse braucht nicht zu wachsen, um das herrschende Defizit anzuzeigen.
Tatsächlich wird die Fähigkeit, Flüssigkeit zu produzieren, damit beim Verkehr alles rutscht und flutscht, heute von den meisten kaum genutzt. Der ganze Liebesakt vom Vorspiel bis zum Verkehr ist in der Regel zu kurz, um die natürliche Gleitmittelproduktion überhaupt anlaufen zu lassen. Häufig trifft es Männer, die mit ihrer Ausstrahlung und (beruflichen) Stellung und jener im Leben unzufrieden sind, weil sie nie zu ihrer unbewusst geahnten wahren Größe finden und dem eigenen hohen Anspruch kaum gerecht werden. Wer nie über sich selbst hinauswuchs, muss oft erleben, wie die Prostata einspringt und über sich hinauswächst. Wer sich selbst nicht liebenswert findet, bleibt meist auch ein schlechter Liebhaber, was er sich wiederum verübelt.

### SCHLÜSSELFRAGEN

- Was ist aus meiner Ausstrahlung geworden, was aus meinen hochfliegenden Träumen?
- Wo setze ich mich so unter Druck, dass ich keine Nacht mehr durchschlafen kann?
- Wie könnte ich mich dem Geheimnis des Loslassens nähern?
- Bin ich es mir wert, über einfache Ernährungsumstellung die Entartungsgefahr zu bannen?

SONDERFALL

### HOHE PSA-WERTE

**Bei hohen PSA-Werten (das prostataspezifische Antigen) raten Urologen aus berechtigter Sorge vor Krebs zur Operation, deren Kollateralschäden allerdings sehr häufig Impotenz und oft auch noch Inkontinenz bedeuten. Diese möglichen Nebenwirkungen schrecken selbst Männer ab, die sich sonst lieber operieren lassen, als sich ihrer Psyche zu widmen. Natürlich wäre es am besten, seine Sexualgewohnheiten radikal in Richtung lang gezogener Liebesfeste im tantrischen Sinn zu ändern, aber das ist bei 60-Jährigen leichter gesagt als getan.**

**Eine Alternative, die das Problem zwar nicht löst, aber die Werte wieder herunterbringt und die Entartungsgefahr bannt, ist die Ernährungsumstellung auf pflanzlich-vollwertiges »Peace-Food«** **▸ siehe Seite 20****, am besten nach einer Fastenwoche. Damit haben sich schon viele ältere Herren vieles erspart und nebenbei noch ihre gesundheitliche Gesamtsituation dramatisch verbessert.**

Wo die männliche Aus*strahl*ung gleichsam routinemäßig an Kraft verliert und zu einem immer kläglicheren Rinnsal verkommt, ist die Prostata im Spiel und drückt ganz konkret den Harnstrahl ab. Das mangelnde Loslassen führt über die sogenannte Restharnbildung zu einem andauernden Loslassdrang in der Blase und entsprechend erzwungenen Übungen auf dem Abort. Wer nicht mehr alles Seelenabwasser loslassen kann, leidet bald am Stau (des Restharns), der ihn tagsüber, aber noch unangenehmer nachts unter Druck setzt und zum Loslassen auf den Abort zwingt. Die Behinderung des Seelenflusses (Urin) durch die wachsende Prostata macht den »wachsenden Protest« gegen lebenslängliche Missachtung deutlich. Zur Angst vor dem Loslassen kommt oft noch die vor dem Altern hinzu. Als Widerstand gegen das Unübersehbare setzen sich viele ältere Herren erst recht unter Druck. Ändert sich daran nichts, kann die Situation in Richtung Prostatakrebs entarten, wie im Kasten oben und ab Seite 110 dargestellt.

## Das Thema bearbeiten

Die Aufgaben lauten, seine männliche Rolle jenseits von Rollenmustern zu finden und die eigene Sinnlichkeit und Sexualität schätzen und lieben zu lernen. Die Entdeckung der Kunst der Liebe wartet auf die Betroffenen und ist nicht nur heilsam, sondern so himmlisch wie eh und je zu verwirklichen. Was sinnlich-erotisch-sexuell im Leben offengeblieben ist, gilt es, der Gesundheit zuliebe nachzuholen. Wo das mit Bewusstheit und Hingabe geschieht, wird sich eine Erotik entwickeln, die den Kontakt zur eigenen weiblichen Seite selbstverständlich und die körperlichen Aspekte der Liebe *wie geschmiert* erscheinen lässt.

Diese Annäherung an den eigenen weiblichen Pol passt gut zur bewussten Rücknahme männlicher Größenfantasien. Die Prostata als Hüterin der Schwelle fordert eine ehrliche Bilanz in der Midlife-Crisis: Was muss bezüglich der ersten Lebenshälfte abgeschrieben werden, was darf die zweite noch (Neues) bringen? Statt die Prostata wachsen zu lassen, gilt es, in eine neue bewusste Männlichkeit hineinzuwachsen und loszulassen, was für den Heimweg der Seele überflüssig ist. Stattdessen soll *mann* sich erlauben, das Alter und die Erfahrung in Ruhe zu genießen und geistig-seelisch über sich hinauszuwachsen.

Und schließlich gilt es, sich freiwillig mit dem »Geheimnis des Loslassens« zu beschäftigen und das entsprechend zu üben (siehe unten).

## Ganzheitliche Maßnahmen

- Das »Geheimnis des Loslassens« wie im gleichnamigen Tischaufsteller nutzen und jede Woche des Jahres unter ein entsprechendes Loslassmotto stellen
- Die Liebesschule wie im Buch »Mythos Erotik« angedeutet nutzen, um eine eigene Liebeskunst zu entwickeln
- Ernährungsumstellung auf pflanzlich-vollwertig im Sinne von »Peace-Food« ▸ **siehe Seite 20**
- Regelmäßige Fastenzeiten zur körperlichen und seelisch-geistigen Regeneration
- Viele Kürbiskerne und Tomaten essen sowie steirisches Kürbiskernöl nutzen
- Die Prostata bei Liebesfesten massieren
- Homöopathie: Sabal serrulata C30, einmal 3–5 Globuli
- Weiterführend: »Lebenskrisen als Entwicklungschancen«

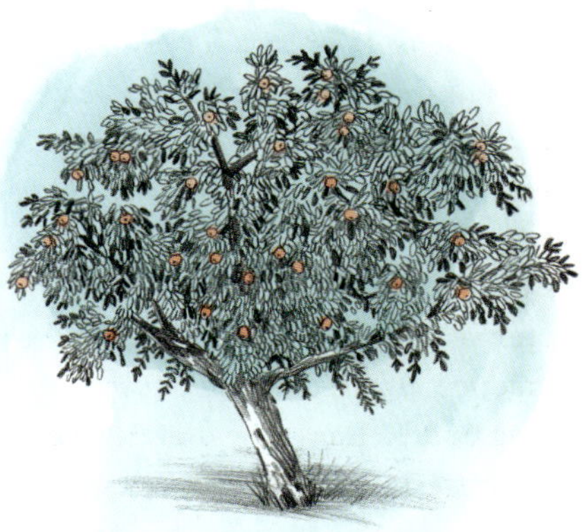

»Sinnlich wachsen statt körperlich.«

# RÜCKENSCHMERZEN

**Die Lasten und Bürden des eigenen Lebens schmerzen • Diskrepanz zwischen innerer Einstellung und äußerer Haltung**

## Die Sprache der Seele

Der Rücken verrät die Jahre, die wir auf dem Buckel haben, aber auch die Anstrengungen, die wir ertragen, und die Lasten, die wir durchs Leben geschleppt haben. Er zeigt die Aufrichtigkeit, die wir uns dabei bewahrt haben. In der *Wirbel*säule verbinden sich die Themen Dynamik und Halt(ung), Bewegung und Ruhe und letztlich die Spannung und Polarität zwischen den Themen. Wenn etwas im Leben nicht im Lot ist und die eigene Weltachse schmerzt, ist es weder möglich, sich ohne Schmerzen gerade zu halten, noch im Leben herumzu*wirbel*n – und das Leben an sich ist gestört.

Spannung entsteht, wenn die innere und äußere Haltung einander nicht entsprechen. Schmerz ist ein Hilfeschrei des Gewebes und hier ein Aufbegehren der inneren Einstellung und Haltung, die draußen nicht gelebt werden darf. Sie meldet sich – wie alle Symptome – aus dem Schattenreich. Wenn man zu sich und seiner Haltung aufgrund einer anderen Einstellung nicht mehr stehen kann, führt das zu Wandel oder Schmerzen. Die dauerhafte äußere Kompensation von ehrlichen, aber ungeliebten Haltungen schmerzt auf Dauer ebenfalls und kostet permanent Energie. Wenn es nicht mehr auszuhalten und diese Last nicht mehr erträglich ist, kommt es zu schmerzvollen Hilfeschreien. Wo ein »krummer Hund«, der sich ständig entgegen seiner inneren Überzeugung krummlegt, sich äußerlich aufrecht gibt, fliegt die Unaufrichtigkeit schmerzhaft

### SCHLÜSSELFRAGEN

- Was in mir schreit da nach Hilfe?
- Wofür lege ich mich krumm, verbiege mich wider besseres Wissen?
- Kann ich aufrecht und gerade zu meinem momentanen Leben stehen?
- Wo fehlt mir Dynamik, wo Halt(ung)?
- Wozu kann ich und wofür möchte ich (ein)stehen und mich gerade machen?

auf. Das Krankheitsbild verhindert die Kompensation und hindert daran, weiterhin so zu tun, als ob alles gerade und in Ordnung sei und man zu sich stehen könne.
Für jemanden, der innerlich vor Gram gebeugt ist, wird der aufrechte Gang erst wieder schmerzfrei möglich, wenn der Gram verarbeitet ist.
Verspannungen im Rücken verkörpern, wie anstrengend es ist, den eigentlichen Selbstausdruck innerlich zurückzuhalten und außen einen guten (aufrechten) Eindruck zu machen. Die eigene Kraft findet in diesem Leben keinen Rückhalt.

## Das Thema bearbeiten

Aufgabe ist es, sich auf die Suche nach Lasten zu machen, die im Leben unbewusst mitgeschleppt werden, sowie nach Unaufrichtigkeiten sich selbst und anderen gegenüber. Zum Zwecke der Therapie bewusst die ehrliche Fehlhaltung einnehmen, zu der die Symptomatik zwingt, und in sie hineinspüren. Von dieser Haltung ausgehend kann an der gewünschten Aufrichtigkeit langsam, bewusst, gleichsam rituell gearbeitet werden mit dem Ziel der Aufrichtung.
Der eigene Buckel ist von überständigen und überflüssig gewordenen Bürden rituell zu entlasten. Bezüglich unbewusst ge- und ertragener Lasten ist selbst und bewusst zu entscheiden, ob sie weiter geschultert werden. Hinter spürbar schmerzenden Verspannungen stecken Spannungen und Anstrengungen, die – wo möglich – in entlastende Handlungen zu (ver)wandeln sind. Ziel ist, aufrecht und mutig zu sich und seiner eigenen inneren Haltung stehen zu können.

## Ganzheitliche Maßnahmen

- Mit der CD »Rückenprobleme« auf den Weg und die Suche gehen, um Fehlhaltungen und -belastungen zu durchschauen und zu verwandeln
- Um mit fließenden, entlastenden Bewegungsmustern wieder zur eigenen Haltung zu finden, eignet sich Bewegungsgymnastik im körperwarmen Wasser wie bei Aqua-e-motion ▸ **siehe Seite 155**
- Training, um Rückenmuskeln aufzubauen und zu erhalten
- Atlas-Energetik nach Jürgen Krackow ▸ **siehe Seite 155**
- Weiterführend: »Krankheit als Sprache der Seele«, »Krankheit als Weg«

---

»Statt den krummen Hund weiter zu dressieren, ihn auf ehrliche und anständige Weise begradigen.«

---

# SCHEIDENERKRANKUNG

**Konflikt im Intimbereich • Krieg um den Eingang • Lust, Sex, Geschlechtsverkehr und letztlich Kindergebären sind umstritten**

## Die Sprache der Seele

Bei Scheidenentzündung liegt ein unbewusster Konflikt im (Be-)Reich von Lust und Hingabe vor. Eigene sexuelle Bedürfnisse werden missachtet oder verleugnet, die eigene Weiblichkeit verraten.
Medizinisch finden sich Auseinandersetzungen (Entzündungen ▸ siehe Seite 76) mit Bakterien, Pilzen (Scheidenpilz ▸ siehe Seite 130) und so weiter sowie häufig ein Defizit an Östrogen – und damit an Weiblichem, was das Terrain anfällig macht.
Der Kampf um den Zugang zur weiblichen Intimsphäre und damit zu den Themen Aufnahme, Lust und Liebe ist entbrannt. Bei einer schwierigen Partnerschaftssituation bietet das Symptom zudem die Möglichkeit, *sich aus dem Verkehr zu ziehen.* Jedenfalls gibt es zwischen der Betroffenen und ihrem Partner unbewusste Uneinigkeit oder offenen Streit, ihre Wünsche stimmen in sexueller Hinsicht nicht überein.
Chronische Entzündungen sprechen für Dauerkonflikte, eine Art Stellungskrieg ohne nahe liegende Lösungsmöglichkeiten in partnerschaftlicher Hinsicht.

## Das Thema bearbeiten

Die Aufgabe liegt darin, sich dem Konflikt um den Zugang zu Lust und Liebe, zu Partnerschaft und Lebensfreude zu stellen und sich mit den Themen Aufnahme- und Hingabebereitschaft auseinanderzusetzen.
Statt den brennenden Konflikt auf Gewebeebene zu ertragen, wäre es viel lustvoller, ihn im Geschlechterkampf entbrennen und richtig aufflammen zu lassen. Das Brennen von Infektionen zeigt das Abrutschen des Themas auf die ungeschickte Körperebene. Notwendig mag auch sein, sich aggressiv

### SCHLÜSSELFRAGEN

- Was ist so umstritten in meiner Partnerschaft?
- Warum will sich meine Scheide unbewusst aus dem Verkehr ziehen?
- Was sind meine Bedingungen, um wieder mit Lust am erotischen Leben teilzunehmen?

und offen(siv), aber vor allem verbal gegen männliche Übergriffe zu verteidigen. Statt gleich den ganzen Kriegsschauplatz zu sperren, gilt es, sich unangemessene Zumutungen zu verbitten und Möglichkeiten zu finden, sich unpassende Partner oder Männer allgemein vom (Unter-)Leib zu halten. Statt die kämpferische Energie gegen sich selbst zu richten, ist sie besser für entschiedene Gegenwehr zu nutzen. Es ist zu klären, was die Ursache des Abwehrbedürfnisses ist. Bei Östrogenmangel als Basis des Konfliktes gilt es, sich den Mangel an Weiblichkeit auf anderen Ebenen bewusst zu machen und einzugestehen sowie die eigene Weiblichkeit zu fördern und zu entwickeln mit dem Ziel, sie als Chance zu begreifen und zu genießen. Das große Ziel muss sein, *Frau* im eigenen Haus und insbesondere in der eigenen Unterwelt zu werden.

## Ganzheitliche Maßnahmen

- CD »Frauenprobleme« nutzen, um den eigenen weiblichen Weg zu finden
- Tampon in Joghurt tauchen und einführen zur Verbesserung des Scheidenmilieus
- Tantrische Massagen, um die eigene Intimsphäre wieder genießen zu lernen
- Weiterführend: »Frauen-Heil-Kunde«

# SCHILDDRÜSENÜBERFUNKTION

**Hochkonjunktur im Körperland • Alles arbeitet auf Hochtouren und im Überforderungsbereich • Angst vor Stillstand • (Rücksichtslose) Expansion und Wachstum bis an und über Grenzen**

## Die Sprache der Seele

Bei Schilddrüsenüberfunktion kommt es auf hohem Stoffwechselniveau zu enormem Wachstums- und Entwicklungsdrang, was wirtschaftlich der Hochkonjunktur entspricht. Betroffene sind ganz versessen auf Ausweitung ihrer Einflusssphäre und brennen auf Entwicklung in fast jede Richtung. Selbst geringe Einschränkungen und Behinderungen lassen sie bereits die Wände hochgehen – schon die kleinste Beengung am

## SONDERFALL

### BASEDOW – KROPF

**Ein Kropf zeigt an, dass hier jemand den Hals nicht vollkriegen kann. Rasender Puls und jagendes Herzklopfen verdeutlichen Gehetztheit und letztlich Angst, Erregung und Unruhe, wozu das Zittern passt, das generelle Lebensangst enttarnt. Die Betroffenen verzehren sich, aber wofür? Das Gewicht schwindet dahin – wofür verbrennen sie sich? Der häufige Haarausfall verrät das Opfer an Freiheit, Kraft und Ausstrahlung.**

**Die Betroffenen müssen offensichtlich lernen hinzuschauen, das Wesentliche zu schaffen, zu verstehen und sich zu nehmen, was sie wirklich brauchen. Statt äußerer Hektik ist innere Bewegung angesagt, um die heißen Themen anzugehen. Es gilt, sich ins wirkliche Leben zu stürzen, in der eigenen Aufgabe aufzugehen und verbindlich zu werden, statt eine sinnlos überfordernde Umtriebigkeit an den Tag zu legen.**

Hals kann ihnen *den Kragen platzen lassen*. Sie sind *heiß aufs Leben* und brennender Ehrgeiz treibt sie an – auch über die eigenen Grenzen und die anderer hinaus. (Oft) überzogene Leistungsansprüche in Verbindung mit kaum stillbarem Appetit auf Neues offenbaren eine fast beängstigende Lebensgier und sie neigen dazu, den eigenen Organismus und die Umwelt zu überfordern. Seelisch finden sich im Hintergrund oft Autoritätskonflikte und das Bedürfnis nach Anerkennung durch die Eltern, den Chef oder Partner. Das kann bis zur Selbstverleugnung gehen und zu ständiger Alarmbereitschaft führen. Dahinter wiederum stecken manchmal enttäuschte kindliche Abhängigkeitswünsche, die zum Zurückhalten von Gefühlen führen und als bedrückend empfunden und deshalb vehement abgewehrt und bekämpft werden. In den tiefsten Tiefen der Seele findet sich hinter der permanenten Angst, etwas zu versäumen, oft verdrängte Todesangst.

## SCHLÜSSELFRAGEN

- Was treibt mich wirklich um und an?
- Wo will mein Ehrgeiz hin?
- Was ist mein Ziel im Leben?
- Wovor habe ich letztlich so große Angst?

## Das Thema bearbeiten

Aufgabe ist es, sich der teils unbewussten Wachstums- und Expansionswünsche überhaupt einmal bewusst zu werden. Dann ist die Frage zu klären, auf welcher Ebene die Wünsche umgesetzt werden wollen, und es sind diesbezüglich Lebensentscheidungen zu treffen. Es ist wundervoll, sich der ungeheuren Fülle des Lebens mit all seinen überbordenden Möglichkeiten zu stellen und die Energie, die sich im Krankheitsbild im wahrsten Sinne des Wortes austobt, in den Lebenskampf einfließen zu lassen, ohne ihn zum Krampf verkommen zu lassen. Auch auf spiritueller Ebene wäre es möglich, sein Leben in Schwung zu bringen, die Entwicklungsgeschwindigkeit hochzufahren, sich mit Herzklopfen auf den Weg zu machen, dabei äußerst wach und achtsam zu sein und jede Gelegenheit zu ergreifen. Wer den Kampf ums höchste Ziel wagt, kann auch an die Spitze kommen.

## Ganzheitliche Maßnahmen

- Regelmäßige, moderate Bewegung im Sauerstoffgleichgewicht
- Pflanzlich-vollwertige Ernährung, um die überforderten Organe zu schützen
- Weiterführend: »Krankheit als Sprache der Seele«

# SCHILDDRÜSENUNTERFUNKTION

**Leben auf Sparflamme • Sich hinter dicken Mauern verkriechen • Dem Leben beleidigt sein • Entwicklungsboykott**

## Die Sprache der Seele

Die Schilddrüse liegt wie ein Schmetterling vor dem Kehlkopf am Hals. Diese Lokalisation bringt die Themen Einverleibung, aber auch Verbindung und Kommunikation ins Spiel. Sie steuert das Stoffwechselgeschehen und vor allem dessen Geschwindigkeit. Außerdem legt sie den Grundumsatz fest, sozusagen das Bruttosozialprodukt des Organismus. Bei Unterfunktion herrscht gleichsam Rezession. Darüber hinaus ist die Schilddrü-

se mit den Themen Entwicklung und Reifung verbunden.
Bei der Schilddrüsenunterfunktion kommt es im Rahmen des sogenannten Myxödems, einer Verdickung der Haut, zu einer auf Körperebene gerutschten Abschottung vor der Außenwelt. Betroffene verschanzen sich hinter dicken Mauern, früher oft hinter Klostermauern. Wenn einen alles kaltlässt, man sich tot stellt, spricht das für wenig Lebensinteresse, was sich in kalten Händen und Füßen spiegelt, wobei Letztere noch eine mangelnde Verwurzelung betonen. Seelisch finden sich oft massive Enttäuschungen, bis dahin, (sich und) das Leben aufzugeben und in tief sitzender Frustration tatenlos vor sich hin zu siechen. Der oft niedrige Blutzucker verrät die dem Leben fehlende Süße, die niedrige Körpertemperatur spricht für das Leben auf Sparflamme.

## Das Thema bearbeiten

Die herausfordernde Aufgabe lautet, sich bewusst (auf sich selbst) zurückziehen und Zuflucht suchen, wie es etwa Buddhisten bei ihrer Lehre tun. Oder sich bewusst für eine (selbst)bestimmte Zeit hinter dicke Mauern etwa eines Klosters zurückziehen und hier Zuflucht finden. Die Frage ist zu klären, ob ein Rückzug in eine klösterliche, meditative Lebenssituation wie die eines Ashrams in Frage kommt und den eigenen Ansprüchen ans Leben besser entspricht.
Das Alte, Überlebte gilt es, auszumisten und sterben zu lassen und die Auseinandersetzung mit dem Tod als Ziel allen Lebens bewusst zu suchen und zu führen. Der Sinn des Lebens muss jedenfalls innen gesucht und gefunden werden, wenn man sich und sein Leben retten will.

## Ganzheitliche Maßnahmen

- Sich ein gemütliches Nest bauen und als verlässlichen Rückzugsort gestalten und pflegen
- Sich in seiner Wohnung, aber vor allem in sich selbst einen sicheren und verlässlichen Ort der Meditation, der Kontemplation oder des Gebetes schaffen, der nur einem selbst zusteht

### SCHLÜSSELFRAGEN

- **Wann und warum habe ich mich aufgegeben?**
- **Will ich mich bewusst zurückziehen und in mich gehen?**
- **Wo könnte ich bewusst Zuflucht finden und nehmen?**
- **Wie könnte ich mich wieder fürs Leben erwärmen?**
- **Wie könnte ich wieder Süße in mein Leben einladen?**

- Bewusstes Fasten als Rückzug auf sich selbst, am besten zweimal jährlich im Frühjahr und Herbst
- Sport treiben oder tanzen, um den Stoffwechsel anzufachen
- Das eigene Liebesleben wiederentdecken und genießen
- Tantra entdecken, um seine (Körper-) Mauern durchlässiger und empfindsamer zu machen
- Pflanzlich-vollwertige Ernährung im Sinne von Peace-Food ▸ **siehe Seite 20**, um der Gewichtszunahme vorzubeugen
- Eine im Sinne der TCM wärmende und anregende Ernährung wählen, etwa mit Ingwer, Lauch, Kraut und Kürbis ▸ **siehe Seite 156**
- Homöopathische Konstitutionsbehandlung ▸ **siehe Seite 21**
- Weiterführend: »Krankheit als Sprache der Seele«

»Sich bewusst zurückziehen oder sich dem Leben erneut stellen.«

# SCHUPPENFLECHTE

**Der hoch befestigte Leib – ein Körper wie eine feste Burg • Panzerung der Schwachstellen • Angst vor Verletzungen führt zu überdimensionierten Grenzbefestigungen**

## Die Sprache der Seele

Menschen mit Schuppenflechte (Psoriasis) betonen bei der Haut den Grenzaspekt, den sie unter enormen Opfern ausbauen. Den Aspekt des Kontaktes und der Zärtlichkeit, den die Haut auch verkörpert, ignorieren sie und verhindern ihn durch die Symptomatik weitgehend. Die (Auf-)Rüstung der Grenzen bis zur Panzerbildung spricht für viel Angst und ein übertriebenes Sicherheitsbedürfnis. Letzteres kostet obendrein oft (zu) viel und

führt zu empfindlichen Verlusten eines so wichtigen Stoffes wie Eiweiß durch die Schuppenbildung. Wer zu viele seiner Ressourcen in Grenzbefestigungen steckt, wie es auf politischer Ebene der ehemalige Ostblock tat, müsste sich klarmachen, dass die Verluste besonders schwer sind, wenn solche Mauern brechen.
An den von Schuppenbildungen betroffenen Stellen zeigt sich, wo besondere Problem- und Angstzonen liegen. Häufig betrifft die Schuppenbildung etwa die Ellbogen und überzieht sie mit einer Panzerung, die wie Ellbogenschützer beim Eishockey wirken. Thema der Ellbogen ist die Durchsetzung und für diese wappnen sich Betroffene. Oder es kommt zu einer Art Helmbildung unter den Haaren. Dahinter stecken Angst vor Verletzungen sowie Schutzsuche hinter starken Mauern und – allerdings vergebliche – Anpassungsversuche an eine als feindlich empfundene Welt. Hinter einer rauen Schale steckt häufig ein weicher Kern, wie der Volksmund weiß, und dieser fürchtet sich sehr. Wie dem Ritter die Rüstung macht der (Schuppen-)Panzer umso mehr Probleme, je mächtiger er ist.
Die Angst vor Verletzungen und die Hochrüstung und damit einhergehende Abgrenzung, die wenig hinein- und hinauslässt, kann bis in die Isolation führen.

### SCHLÜSSELFRAGEN

- **Wovor fürchte ich mich?**
- **Wo und wogegen rüste ich ständig auf?**
- **Was habe ich hinter meinen Burgmauern zu verbergen?**
- **Wieso verschwende ich so viele Ressourcen für Rüstung?**

## Das Thema bearbeiten

Aufgabe ist es, sich auf andere Art zu schützen und den Körper von dieser Arbeit zu entlasten. Es gilt, sich abgrenzen zu lernen, um sich wieder bewusst öffnen zu können, verwundbar zu werden, um das *Wunder*bare zu erleben, sich dem (Lebens-)Fluss und dem der Liebe hinzugeben.
Anstatt sich wie ein mittelalterlicher Ritter zu panzern, ist es besser, sich im übertragenen Sinn zum Ritter und seelisch statt körperlich Ritterlichkeit zu entwickeln. Zum eigenen Schutz wäre es gut, schlagfertig zu werden und schlagende Argumente für die eigene Haltung zu finden sowie eine spitze Zunge und hin und wieder eine dicke Lippe zu riskieren und sich mit offen(siv)en Ant(i)worten gegen Herausforderungen zu wappnen. Wer sich im übertragenen Sinn gut schützt, braucht das nicht konkret zu tun. In der Konsequenz führt übertriebene Panzerung zur Isolation, was durch das Schaffen

eigener geschützter Räume, außen wie innen, verhindert werden kann.

## Ganzheitliche Maßnahmen

- Sonnen-, Luft-, Schlamm- und Thermalbäder nehmen – sich im Wasser schwebend bei Aqua-e-motion von körperwarmem Wasser verwöhnen lassen ▸ **siehe Seite 155**
- Psoriasis-Fische die Schuppen abknabbern lassen
- Der Haut Zuwendung geben (lassen)
- Mit den Reisen der Doppel-CD »Hautprobleme« hinter die Geheimnisse seines Grenzorgans schauen und dessen andere Komponente von Kontakt und Zärtlichkeit entdecken
- Sitzungen mit dem verbundenen Atem zur Übung und Entwicklung des anderen Kontaktorgans ▸ **siehe Seite 155**
- Homöopathische Konstitutionsbehandlung ▸ **siehe Seite 21**
- Krankheitsbilder-Psychotherapie ▸ **siehe Seite 23, 155**

> »Vom Schuppenwurm zum Ritter des Lichts werden.«

# ÜBELKEIT UND ERBRECHEN

**Es dreht einem den Magen um • Unbewusst etwas loswerden wollen, was nicht zu einem passt • Erst schlucken, dann spucken**

## Die Sprache der Seele

Wenn es einem den Magen umdreht, der für Aufnahmefähigkeit und mütterliche Gefühle steht, *bricht* etwas hervor, das diesen beiden Themen widerspricht. Es war unpassend oder unverdaulich oder schlicht viel zu viel, oder es ist zu rasch und gierig einverleibt worden, sodass der Leib es so schnell und unvorbereitet nicht annehmen kann.
Wenn einem *etwas wieder hochkommt*, lässt sich darin ein abruptes Aufbegehren des

## SONDERFALL

### BESONDERE FORMEN DES ERBRECHENS

Beim **Schwangerschaftserbrechen** besteht eine Diskrepanz zwischen dem bewussten Wunsch nach der Schwanger- und Mutterschaft und der unbewussten Ablehnung der (neuen) Situation. Der rasche Hormon-(Östrogen-)Anstieg wird nicht verkraftet. Die Frau ist von so viel herausfordernd Weiblichem überschwemmt und überrumpelt und will es deshalb unbewusst wieder loswerden. Die Lösung besteht darin, sich nicht konkret zu übergeben, sondern der Situation des Mutterwerdens.

Beim **Koterbrechen** drängen Unterweltsinhalte aus dem Schattenreich hervor ans Tageslicht und verlangen Beachtung. Aufgabe wäre die bewusste Konfrontation mit den seelischen Schatten.

Magens und des Organismus erkennen, der es nicht mag und es oder die ganze Situation *zum Kotzen findet*.

*Liegt* etwas *wie ein Stein im Magen*, verdirbt es Appetit und (Lebens-)Hunger und es muss am besten wieder heraus. Nach dem Erbrechen fühlt man sich im Allgemeinen auch deutlich besser. Es kann also auch Erleichterung und Gefühle von Befreiung mit sich bringen, weil man etwas Bedrückendes, Unverdauliches loslassen konnte.

Im Erbrechen – im hohen Bogen oder Schwall – liegt auch eine gehörige Portion Aggression, etwa dann wenn man Ärger ausspuckt oder *Gift und Galle spuckt*.

## SCHLÜSSELFRAGEN

- Was finde ich zum Kotzen in meinem Leben, in der speziellen Situation?
- Was möchte und muss ich wieder loswerden?
- Wovon habe ich zu viel, zu schnell, zu unbewusst in mich hineingestopft?

## Das Thema bearbeiten

Entscheidend ist, sich den Widerstand einzugestehen gegen das Thema, die Situation oder die Menschen, die man zum Kotzen findet. Es ist besser, bewusst den Aufstand zu proben und sich nicht kommentarlos alles bieten zu lassen, sondern ehrlich und deutlich seinen Widerwillen auszudrücken. Es gilt, sich eigene Aggressionen und Giftigkeit einzugestehen und dazu zu stehen. Man sollte sich ein- und zugestehen, wenn man nicht alles unter allen Umständen verdauen kann. Anstelle der körperlichen Variante kann man sich mit bewussten Erkenntnisprozessen Erleichterung verschaffen oder auch mit Loslassübungen.

## Ganzheitliche Maßnahmen

- Differenzieren lernen, was einem bekommt und was nicht
- Sich darauf trainieren, Dinge, die man zum Kotzen findet, gar nicht erst hereinzulassen
- Lernen, verbal auszuspucken, was einem zuwider ist oder bedrückt; herausfordern, konfrontieren und attackieren lernen
- Übungen des Loslassens von gestauten, »verklemmten und verdrucksten« Aggressionen, etwa bei Rededuellen oder Auseinandersetzungen
- Erbrechen als eine Heilmaßnahme erkennen – es ist nicht schlimm, sondern sehr erleichternd
- Weiterführend: »Verdauungsprobleme«

# ÜBERGEWICHT

**Fülle statt Erfüllung • Reserven und Polster anlegen für »schwere Zeiten« • Sich vor Angriffen schützen und verstecken • Schwergewichtig und raumeinnehmend sein – auf der falschen Ebene**

## Die Sprache der Seele

Der Ausdruck Fettleibigkeit (Adipositas) sagt schon viel. Das ursprünglich wichtigste, weil nahrhafteste Material ist zum Problem geworden. Beim **Gewicht** geht es oft um (Ge-)**Wichtigkeit**. Sich ernsthaft wichtig machen, weil man sich zu wenig ernst und wichtig genommen fühlt, ist häufig Thema. So macht man sich essend unübersehbar und raumfüllend. Dabei nimmt man sich zu wichtig – auf materieller Ebene.
Körperliche **Fülle** muss mangelnde **Erfüllung** ersetzen. Im Ergebnis ist der Betroffene

sowohl wegen seines Übergewichts als auch wegen seines dünnen Lebens unglücklich. Äußere **Schutzwälle** sollen (innere) Sicherheit vermitteln und von einer Welt isolieren, die als gefährlich und feindlich erlebt wird. Tatsächlich gelingt die Isolation in partnerschaftlicher Hinsicht noch oft, die gewonnene Sicherheit bleibt aber trügerisch und kann echte Selbstsicherheit nie ersetzen.
Oft muss Essen auch erwartete, aber ausbleibende **Belohnung** ersetzen und führt dann zu Belohnungsspeck. Wo Essen erfahrenes Leid kompensieren soll, ist **Kummerspeck** das gewichtige Ergebnis.
Wenn Frauen sich in den Männerwelten des Patriarchats Respekt und Achtung verschaffen wollen und Kollegen von Busen und Po ablenken und zum Zuhören verführen wollen, lassen sie oft ihre Figuren und hier besonders die Taille in Babyspeck untergehen. Dieser Rückgriff auf die noch ungefährliche kindliche Ebene hat diesbezüglich sogar Erfolg, mit der Taille verschwindet oft auch das männliche Interesse.

## Das Thema bearbeiten

In erster Linie geht es darum, sich wichtig zu nehmen und Gewicht auf die eigene Entwicklung zu legen. Wer sich im positiven Sinn wichtig macht und dafür sorgt, dass seine Meinung Gewicht bekommt, und sie auch mutig in die Waagschale wirft, braucht nicht so viel Körpergewicht auf die Waage zu bringen. Jede Form von **Erfüllung** ist besser als körperliche (Über-)Fülle, wobei ein großes Wohnhaus – gesundheitlich und vom Lebensgefühl her – noch verträglicher ist als ein übertrieben großes Körperhaus. Erfüllung meint, den einem gebührenden Raum einzunehmen und auszufüllen, was sich eher auf Bewusstseinserweiterung beziehen sollte. Wer in übertragener Hinsicht expandiert und den eigenen Einflussbereich bewusst erweitert, braucht sich nicht (mehr) wichtig zu machen.
Überfluss ließe sich auf allen Ebenen zum Wohle aller besser verteilen. Es würde auch Reichen besser gehen, wenn sie ihren mate-

### SCHLÜSSELFRAGEN

- Warum mache ich mich und es mir so schwer?
- Wofür steht mein Gewicht wirklich?
- Wo fühle ich mich nicht wichtig (genug) genommen?
- Wovor muss ich mich schützen?
- Welchen Kummer verberge ich hinter meinen dicken Mauern?
- Welchen Lohn muss Essen mir ersetzen?
- Wieso verstecke ich meine weibliche Figur?

## SONDERFALL

### GROSSE KÖRPERTEILE

Die Überbetonung einzelner Regionen lässt sich ebenfalls deuten.
**Große Brüste** betonen offensichtlich nährende und bergende Weiblichkeit, die auf übertragener Ebene fehlt.
Besonders ausgeprägtes **Bauchfett** verweist auf eine Art Scheinschwangerschaft. Zudem wird dadurch die (körperliche) Mitte betont, das Zentrum der Bauchgefühle und Instinkte, das sonst zu leicht genommen würde.
Ein überdimensioniertes **Gesäß** legt die Kompensation von Durch*setz*ungsfähigkeit und Durchhaltevermögen nahe und ist ein Versuch, mangelnde Fähigkeit zum Aussitzen schw(i)er(ig)er Situationen durch Schwere zu ersetzen.
**Gewaltige Schenkel** betonen die Fähigkeit zu Fortschritt und Standfestigkeit und den Aspekt weiblicher Macht, denn welcher Mann wagte sich in das Kraftfeld dazwischen?
Kommt beides beim sogenannten **Reithosenphänomen** zusammen, ist die Betonung des unteren weiblichen Pols unübersehbar – allerdings auf körperlicher Ebene, wo die Aufgabe doch eher auf der übertragenen liegt.

riellen Überfluss menschlicher verteilten.
Für besseren **Schutz** im übertragenen Sinn zu sorgen, bietet sich bei Schutzwällen aus Fettgewebe zur Angstabwehr an.
Wer an Belohnungsspeck leidet, müsste für adäquateren Lohn und für ihn passendere **Belohnung** sorgen.
**Kummerspeck** lässt sich auf Dauer nur durch Konfrontation und Behebung des Kummers erleichtern.
Frauen, die ihre Figur in **Babyspeck** verschwinden ließen, könnten durch andere entwicklungsförderliche Maßnahmen und Methoden für Respekt, Achtung und Anerkennung sorgen, um ihre weibliche Figur zurückzugewinnen.

## Ganzheitliche Maßnahmen

- Die zugrunde liegenden, oben angedeuteten Probleme sind auf der Seelenebene zulösen. Die 7 Reisen des CD-Sets »Mein Idealgewicht« können auf dem Weg zum eigenen Gewichtsideal helfen
- *Diät geht immer, aber funktioniert nie* (auf Dauer). Dieser Spruch aus dem Journalismus macht das Problem deutlich. Jede neue Diätempfehlung in einer Illustrierten

geht wieder gut, weil alle davor auf Dauer nicht funktioniert haben
- Ein verstellter Gewichtsregler, den es genauso gibt wie den Temperaturregler, muss neu reguliert werden, dann aber kann man mit jeder Diät zum Ziel des eigenen Idealgewichts kommen. Am besten bewährt sich Fasten wegen seiner vielen gesundheitlichen Vorteile
- Pflanzlich-vollwertige Kost allerdings im Sinne von »Peace-Food« ▸ siehe Seite 20 bietet auch eine Möglichkeit, über die Ernährung zum angestrebten Ziel des Abnehmens zu kommen. Es ist mehr Lebensstil als Diät. Damit wird sich das Gewicht meist dem Ideal langsam annähern und dann auch leicht zu halten sein, selbst wenn die zugrunde liegenden Probleme (noch) nicht gelöst sind. Insofern wäre eine Doppelstrategie ideal
- Zum Abnehmen ist es sehr wichtig, den Grundumsatz zu steigern, was mit moderatem Ausdauertraining im Sauerstoffgleichgewicht am besten gelingt

# VERDAUUNGSBESCHWERDEN

**Störung bei der Verdauung des Lebens • Alle Schleusen aufmachen und alles so rasch wie möglich rauslassen! • Nichts mehr (an)nehmen können, überlastet mit dem Falschen sein**

## Die Sprache der Seele

Verdauungsbeschwerden können Störungen bei der Aufnahme von äußeren Eindrücken anzeigen, und zwar beim Unterscheiden zwischen Zuträglichem und Ungutem, bei dessen Verarbeitung und bei der Ausscheidung von Unverdaulichem. Magen und Darm, zuständig für die Aufnahmebereitschaft, die Gefühlswelt und die Verarbeitung materieller Eindrücke, sind gestört und revoltieren. Bei Brechdurchfall wird Ungeeignetes in beiden Richtungen von sich gewiesen und abgegeben.

Die akute Lebenssituation kann nicht verdaut und verarbeitet werden. Die Devise lautet: Alles möglichst rasch wieder raus und nichts behalten, alle Schleusen öffnen, um das Unverdauliche auf allen Wegen wieder loszuwerden. Die Angebote des Lebens sind weder annehmbar noch verwertbar. Seelisch kann ein Übermaß an kleinlicher Analyse und kleinkarierter Kritik vorherrschen, wo alles zu benörgeln und nichts annehmbar ist. Das Ergebnis sind voluminöse Dünndarmdurchfälle. Die Eindrücke rauschen unverdaut hindurch, müssen ohne Verwertung (durch)fallen. *Schiss haben* zeugt von Angst, und um sich nicht *vor Angst in die Hosen* zu *machen*, wenn man *sie (gestrichen) voll* hat, muss man sie auf dem stillen Örtchen *herunterlassen*, das heißt ehrlich werden und *den Dingen ihren Lauf lassen.* Seelenwasser und Salze des Lebens werden geopfert, um nicht anzunehmen, was man zu mögen vorgegeben hatte. Tiefe Lebensangst und -verweigerung wie etwa bei Colitis ulcerosa ▸ **siehe Seite 70** kann zu schweren Durchfällen führen.

Der Durchmarsch, der im Leben nicht gelingt, wird auf Darmebene zelebriert. Die Symptome spiegeln den Mangel an fließender Lebensenergie im Flüssigkeitsverlust und den Mangel an Substanz im Salzverlust. Die Bauchkrämpfe machen vergebliche Festhalteversuche deutlich. Und es kann eine Regression, ein Zurückfallen ins frühkindliche Verhalten eines *kleinen Scheißers* vorliegen, wie auch ein starkes unbewusstes Reinigungsbedürfnis.

### SCHLÜSSELFRAGEN

- **Was macht es mir so schwer, mein Leben zu verdauen?**
- **Was hindert mich, aus dem Angebot das für mich Beste auszuwählen?**
- **Wovor habe ich so Schiss?**
- **Wieso lasse ich mir so viel gefallen und verweigere mich nicht?**
- **Warum kann ich mich nicht wehren, nicht Nein sagen?**
- **Wie und wo kann ich lernen, durchlässiger zu werden?**

## Das Thema bearbeiten

Aufgabe ist es, sich dem Lebensfluss zu übergeben und statt auf konkreter besser auf geistig-seelischer Ebene durchlässig zu werden, um den Körper vom Durchfall(en lassen) zu entlasten. Statt das Essen also lieber Eindrücke und Erfahrungen nur so durchrauschen lassen und sich das Leben in seiner ganzen Fülle einverleiben.

Es gilt, sich entstehende Ängste und Engegefühle bei der Auf- und Annahme der Angebote bewusst zu machen und zugleich die Lebens- und Verwertungsangst ernst zu nehmen und ihren Wurzeln nachzuspüren. Die Lernaufgabe besteht darin, sich bewusst zu nehmen, was man zur Entwicklung braucht, Überflüssiges und Schädliches aber gleichzeitig zu vermeiden, es abzuwehren und offen(siv) von sich zu weisen. Nein sagen und Angebote ablehnen will geübt werden und gelernt sein.

Im umfassenden Sinn heißt es loszulassen, was man nicht brauchen und verarbeiten kann. Wer alles durch sich hindurchlässt, ohne sich darin und dabei zu verwickeln, kann sich stattdessen entwickeln. Ebenso ist eine möglicherweise vorhandene Kritiksucht einer gründlichen (Selbst-)Kritik zu unterziehen. Beim Fasten kann man lernen, freiwillig und bewusst auf Materielles zu verzichten, und dabei üben, Dinge unvoreingenommen zu betrachten und (durch-) lässiger zu werden. Es gilt eine bewusste Opferbereitschaft zu entwickeln und freiwillig geben und schenken zu lernen.

Das eigene innere Kind braucht (mehr) Raum im Bewusstsein, damit man nicht auf das Kleinkindniveau des *kleinen Scheißers* zurückfallen muss. Überzogene Ansprüche und Mutproben, wie sie sich oft im Reisedurchfall von Weltenbummlern spiegeln, gilt es loszulassen. Geschehen lassen, was geschehen muss, Gleichmut üben und auf das Ergebnis *scheißen*.

Man könnte lernen, sich weniger einzumischen und den Dingen im Sinne von *Panta rhei – alles fließt* ihren Lauf zu lassen, ehrlicher zu werden und den Druck wahrzunehmen, unter dem man steht.

## Ganzheitliche Maßnahmen

- Mit der CD »Verdauungsprobleme« den seelischen Hintergründen in den Seelen-Bilder-Welten nachspüren
- Palmieren: Warm geriebene Handflächen oder Wärmflasche auf den Bauch legen und Ruhe geben
- Kohle zur Entgiftung und Entwässerung der Stühle
- Bei lang anhaltenden Durchfällen Salze des Lebens ersetzen (Elektrolytlösungen)
- Homöopathische Konstitutionsbehandlung ▸ **siehe Seite 21**
- Schüßler-Salz: Ferrum phosphoricum (auch bei Verstopfung)
- Gekochte Kartoffeln zerdrücken, in ein Tuch einschlagen und als Wickel auf den (Unter-)Bauch legen
- Nahrung: Fenchel, Haferbrei, stopfende Lebensmittel wie Bananen; frische Spinatblätter kauen; Karottensaft

»(Durch)lässiger, flexibler und fließender werden: sich dem Lebensfluss übergeben statt konkret.«

# VERSTOPFUNG

**Nichts mehr hergeben, zumachen und alle Tore (ver)schließen • Festhalten im materiellen Bereich lernen • Angst vor dem Schattenreich • Kontrollverlust fürchten • Loslassen als schwierige Übung**

## Die Sprache der Seele

Bei Verstopfung ist das Ende des Dickdarms blockiert, der für das Unbewusste, das Totenreich und die Unterwelt des Körperlandes steht. Betroffene wollen nichts her(aus)-geben. Stuhl und Kot symbolisieren Geld und Reichtum, wovon Goldesel und Dukatenscheißer künden. Wer nichts mehr herausgibt, ist sparsam bis geizig und häufig besessen von seinem Besitz, statt ihn einfach nur zu besitzen.

Dahinter steht oft (Existenz-)Angst davor, mittellos, ausgeliefert und hilflos dazustehen. Wer aber behält, was (der Welt) zurückzugeben und für ihn nur behindernd und beschwerlich ist, wird sich mit Überflüssigem und Unbrauchbarem belasten. Und er wird eben verstopfen, was wiederum seinen Lebensfluss behindert. Wer mit dem Verdauen nicht fertig wird und *nicht zu Potte kommt*, der bringt nichts voran im Leben, er ist zu vorsichtig, zu perfektionistisch. Zwar *macht* er *keinen Scheiß*, aber auch sonst nichts. Statt einmal *fünf gerade sein* zu *lassen* und auf Ergebnisse und Kontrollen zu *scheißen*, neigt er auch seelisch dazu, nichts rauszulassen und niemanden *zusammenzuscheißen*, selbst wenn der es noch so verdient hätte.

Die Angst vor den unbewussten Themen des Schattenreichs ist übermächtig. Mit dem Widerstand gegen die Umwandlung des Alten-Toten in Neues-Leben boykottiert man sich selbst und widersetzt sich dem Lebenslauf. Es ist ein Machtkampf, der manchmal schon auf dem Töpfchen begonnen hat.

### SCHLÜSSELFRAGEN

- **Was macht mir solche Angst vor dem Loslassen?**
- **Wieso bin ich so besessen von Besitz und kann ihn nicht nutzen und genießen?**
- **Was hält mich, was halte ich fest?**
- **Wo könnte ich meine Starrheit in Struktur wandeln, meine Pedanterie in Genauigkeit?**

Starrheit und Pedanterie spiegeln – wie auch die Situation im Enddarm – ein ausgetrocknetes, hartes Leben. Betroffene legen symbolisch gleichsam den natürlichen Unterweltsumpf trocken, wo aus dem Abfall, dem Toten Vitamine, die Stoffe des Lebens, entstehen sollten, aus Angst (vor dieser urweiblichen (Unter-)Welt).

## Das Thema bearbeiten

Die Lernaufgabe besteht darin zu behalten, was man noch braucht, das andere aber sein (und los) zu lassen. Vom Darm kann man die Notwendigkeit von Geben und Nehmen lernen, wie auch das »Stirb-und-werde«-Prinzip und verstehen lernen, dass alles vergänglich ist und vergehen darf.

Es gilt, seine Grenzen so zu sichern und so viel Wesentliches zu bewahren, dass es möglich wird, den Gegenpol zu akzeptieren, und sich das *Geheimnis des Loslassens* zu erschließen.

Aber im Schatten kann man auch seinen inneren Schatz erkennen und ihn verteidigen, Geheimnisse behüten und Integrität entwickeln. Man kann schweigen und sich heraushalten, statt über andere zu reden.

Es ist angesagt, die Schattenkonfrontation zu wagen und sich mit dem dunklen Urweiblichen auszusöhnen, ebenso sich den Machtkampf um Besitz bewusst zu machen, um den Darm zu entlasten.

Weiterführend: »Verdauungsprobleme«

## Ganzheitliche Maßnahmen

- Den Aufsteller »Das Geheimnis des Loslassens« nutzen und sich jede Woche des Jahres ein anderes Übungsfeld wählen
- Mit der CD »Verdauungsprobleme« die seelischen Hintergründe des Zurückhaltens durchschauen lernen
- Mit ballaststoffreicher Ernährung den Darm wieder in Gang bringen
- Regelmäßig, am besten zweimal im Jahr, fasten und dabei mit Einläufen für Loslassen und Sauberkeit im Darm sorgen
- Durch moderate Bewegung im Sauerstoffgleichgewicht auch innere Bewegung (des Darms) anregen
- Mit dem verbundenen Atem und den entsprechenden Zwerchfellaktivitäten für regelmäßige Darmmassagen sorgen
  ▸ **siehe Seite 155**
- Schüßler-Salz: Ferrum phosphoricum
- Nahrung: frische Spinatblätter kauen, Artischocken und Gurkensalat

»Im Schatten den eigentlichen Schatz erkennen. Starrheit in Klarheit wandeln und loslassen, was dem Leben gehört.«

# Bücher, die weiterhelfen

## PUBLIKATIONEN DES AUTORS

### KRANKHEITSBILDER-DEUTUNG

**Krankheit als Symbol**
C. Bertelsmann

**Krankheit als Sprache der Seele**
Goldmann

*(mit Thorwald Dethlefsen)*
**Krankheit als Weg**
Goldmann

**Aggression als Chance**
Goldmann

*(mit Margit Dahlke, Volker Zahn)*
**Frauen-Heil-Kunde**
Goldmann

**Herz(ens)probleme**
Goldmann

**Angstfrei leben**
Goldmann

**Schattenreise ins Licht (Depression)**
Goldmann

*(mit Vera Kaesemann)*
**Krankheit als Sprache der Kinderseele**
Goldmann

**Rauchen**
Goldmann

*(mit Robert Hößl)*
**Verdauungsprobleme**
Droemer Knaur

**Seeleninfarkt – Wege aus Burn- und Bore-out**
Scorpio

### GRUNDLAGEN DES SPIRITUELLEN WELTBILDES

**Die Schicksalsgesetze**
Goldmann Arkana

**Das Schattenprinzip**
Goldmann Arkana

*(mit Margit Dahlke)*
**Die Lebensprinzipien**
Goldmann Arkana

### WEITERE DEUTUNGEN

**Das Buch der Widerstände**
Goldmann

**Der Körper als Spiegel der Seele**
Goldmann

**Die Psychologie des Geldes**
Goldmann

*(mit Rita Fasel)*
**Die Spuren der Seele**
GRÄFE UND UNZER

**Das Geheimnis des Loslassens (Tischaufsteller)**
GRÄFE UND UNZER

**Störfelder und Kraftplätze**
Crotona

**Von Mittagsschlaf bis Powernapping**
Nymphenburger

**Mythos Erotik**
Scorpio

### VEGANES LEBEN

**Peace Food**
**Peace Food – das vegane Kochbuch**
**Peace Food – Italiano-vegano**
**Vegan für Einsteiger**
Alle GRÄFE UND UNZER

### FASTEN

**Das große Buch vom Fasten**
Goldmann

*(mit Dorothea Neumayr)*
**Sinnlich fasten**
Nymphenburger

### VIDEOBÜCHER

**Geistige Gesetze, Krankheitsbilder-Deutung, Integrale Medizin, Vegan leben, Fasten, Verbundener Atem**
www.heilkundeinstitut.at

### CDS MIT GEFÜHRTEN MEDITATIONEN

(Download bei Arkana, CDs: www.heilkundeinstitut.at)

**Allergien • Angstfrei leben • Ärger und Wut • Bewusst fasten • Das Gesetz der Polarität • Das Gesetz der Anziehung • Das Bewusstseinsfeld • Den Tag beginnen • Depression • Der innere Arzt • Die Lebensprinzipien • Die 4 Elemente • Elemente-Rituale • Energie-Arbeit • Entgiften – Entschlacken – Loslassen • Frauenprobleme • Ganz entspannt • Hautprobleme • Heilungsrituale • Herzensprobleme • Kopfschmerzen • Krebs • Lebenskrisen als Entwicklungschance • Leberprobleme • Mandalas • Mein Idealgewicht • Naturmeditation • Niedriger Blutdruck • Partnerbeziehungen • Rauchen • Rückenprobleme • Schattenarbeit • Schlafprobleme • Schwangerschaft und Geburt • Selbstliebe • Selbstheilung • Sucht und Suche • Tiefenentspannung • Tinnitus und Gehörschäden • Traumreisen • Verdauungsprobleme • Visionen • Vom Stress zur Lebensfreude**

(Download bei Integral, CDs: www.heilkundeinstitut.at)

**7 Morgenmeditationen • Die Leichtigkeit des Schwebens • Die Heilkraft des Verzeihens • Erquickendes Abschalten mittags und abends • Schutzengel-Meditationen**

## Adressen/Links

### SEMINARE, TRAININGS, AUSBILDUNGEN, VORTRÄGE

**Heil-Kunde-Institut Graz**
Oberberg 92
A-8151 Hitzendorf
Tel 0043 - 316 - 7198885
www.dahlke.at
info@dahlke.at

**Dahlke-Seminar-Zentrum**
Taman Ga
Labitschberg 4
A-8462 Gamlitz
www.taman-ga.at
hier: Seminar »Fasten – Schweigen – Meditieren« und Aqua-e-motion

**Heil-Kunde-Zentrum Johanniskirchen**
Schornbach 22
84381 Johanniskirchen
Tel. 08564 - 819
www.dahlke-heilkundezentrum.de
hkz-dahlke@t-online.de
hier: Informationen zu Psychotherapien und Beratungen wie Krankheitsbilder-Psychotherapie und Schattentherapie

**Informationen zur Arbeit von Ruediger Dahlke**
www.dahlke.at

**Internetportal**
www.mymecworld.cc oder App »SymSym«
Unter diesem Link sind die Deutungen des großen Krankheitsbilder-Lexikons »Krankheit als Symbol« so aufbereitet, dass sich daraus eine eigene Krankheitsbilder-Akte anlegen lässt.

**Webshop**
www.heilkundeinstitut.at
Bücher, CDs, DVDs, Hilfen zum Fasten und veganen Leben

## Weitere Links

Alta-Mayor-Behandlungen nach Divo H. Köppen-Weber
www.altamajor.de
Atlas-Energetik
www.atlaslogie-krackow.at
Verbundener Atem
www.verbundeneratem.net

### HINWEIS

Krankheitsbilder und Symptome, die Sie in diesem Buch nicht finden, sind mit großer Wahrscheinlichkeit im Nachschlagewerk »Krankheit als Symbol« (C. Bertelsmann) aufgeführt.

# Weitere Literatur


*Bopp, Annette und Dr. Thomas Breitkreuz*
**Bluthochdruck senken. Das 3-Typen-Konzept**
GRÄFE UND UNZER

*Cohn, Ruth C.*
**Von der Psychoanalyse zur themenzentrierten Interaktion**
Klett-Cotta

*Daub, Harald*
**Silent touch. Die Heilkraft der stillen Berührung**
Arkana

*Feldenkrais Verband Deutschland (FVD)*
**Feldenkrais. Leichtigkeit und Kreativität durch Bewegung (mit Audio-CD)**
GRÄFE UND UNZER

*Friedl, Dr. med. Fritz*
**Das Gesetz der Balance. Chinesisches Gesundheitswissen für ein langes Leben**
GRÄFE UND UNZER

*Guth, Christian und Burkhard Hickisch*
**Grüne Smoothies**
GRÄFE UND UNZER

*Heepen, Günther H.*
**Schüßler-Salze. Das Basisbuch**
GRÄFE UND UNZER

*Kneipp, Sebastian*
**Meine Wasserkur: So sollt ihr leben**
Trias

*Lützner, Hellmut*
**Wie neugeboren durch Fasten**
GRÄFE UND UNZER

*Li Wu*
**Das Buch der Chinesischen Heilkunst**
Mankau

*Mannschatz, Marie*
**Meditation. Mehr Klarheit und innere Ruhe (mit Audio-CD)**
GRÄFE UND UNZER

*Maslow, Abraham H.*
**Jeder Mensch ist ein Mystiker. Impulse für die seelische Ganzwerdung**
Hammer

*Mertens, Wilhelm und Helmut Oberlack*
**Qigong (mit Audio-CD)**
GRÄFE UND UNZER

*Newport, Mary*
**Alzheimer vorbeugen und behandeln**
VAK

*Osho*
**Dynamic Meditation**
CD New Earth Records

*Siewert, Aruna M.*
**Pflanzliche Antibiotika. Geheimwaffen aus der Natur**
GRÄFE UND UNZER

*Sommer, Sven*
**Homöopathie. Das Basisbuch**
GRÄFE UND UNZER

*Rosenberg, Marshall B.*
**Gewaltfreie Kommunikation: Eine Sprache des Lebens**
Junfermann

*Thomas, Carmen*
**Ein ganz besonderer Saft – Urin: Die Apotheke des Körpers**
Aurum

*Vorrmann, Prof. Dr. Jürgen und Dr. Klaus Tiedemann*
**Die Anti-Alzheimer-Formel. Essen gegen das Vergessen**
GRÄFE UND UNZER

# Sachregister

STO 14,99

# Impressum

© 2014 GRÄFE UND UNZER VERLAG GmbH, München
Alle Rechte vorbehalten. Nachdruck, auch auszugsweise, sowie Verbreitung durch Bild, Funk, Fernsehen und Internet, durch fotomechanische Wiedergabe, Tonträger und Datenverarbeitungssysteme jeder Art nur mit schriftlicher Genehmigung des Verlages.

Projektleitung: Silvia Herzog
Lektorat: Petra Kunze
Bildredaktion: Nadia Gasmi
Umschlaggestaltung und Layout: independent Medien-Design, Horst Moser, München
Herstellung: Martina Koralewska
Satz: griesbeckdesign, München
Reproduktion: Repro Ludwig, Zell am See
Druck und Bindung: Schreckhase, Spangenberg

ISBN 978-3-8338-3659-6

1. Auflage 2014

Die GU-Homepage finden Sie unter www.gu.de

GRÄFE UND UNZER

*Ein Unternehmen der*
GANSKE VERLAGSGRUPPE

## Bildnachweis

Colourbox: S. 24; F1 Online: S. 18; Getty Images: Cover (U1) und U4, S. 15; Istock: vordere Außenklappe, S. 24; Jump Foto: S. 22; David Köhler: S. 4 oben; Picture Press: S. 13; Plainpicture: S. 4 unten, 8; Shutterstock: S. 5; Stocksy: S. 6

Illustrationen: Anja Stiehler

Syndication: www.jalag-syndication.de

## Wichtiger Hinweis

Die Gedanken, Methoden und Anregungen in diesem Buch stellen die Meinung bzw. Erfahrung des Verfassers dar. Sie wurden vom Autor nach bestem Wissen erstellt und mit größtmöglicher Sorgfalt geprüft. Sie bieten jedoch keinen Ersatz für persönlichen kompetenten medizinischen Rat. Jede Leserin, jeder Leser ist für das eigene Tun und Lassen auch weiterhin selbst verantwortlich. Weder Autor noch Verlag können für eventuelle Nachteile oder Schäden, die aus den im Buch gegebenen praktischen Hinweisen resultieren, eine Haftung übernehmen.

QUALITÄTS G|U GARANTIE

## Liebe Leserin, lieber Leser,

haben wir Ihre Erwartungen erfüllt? Sind Sie mit diesem Buch zufrieden? Haben Sie weitere Fragen zu diesem Thema? Wir freuen uns auf Ihre Rückmeldung, auf Lob, Kritik und Anregungen, damit wir für Sie immer besser werden können.

**GRÄFE UND UNZER Verlag**
Leserservice
Postfach 86 03 13
81630 München
E-Mail:
leserservice@graefe-und-unzer.de

Telefon: 0800 / 723 73 33*
Telefax: 0800 / 501 20 54*
Mo–Do: 8.00–18.00 Uhr
Fr: 8.00–16.00 Uhr
*(* gebührenfrei in Deutschland)*

Ihr GRÄFE UND UNZER Verlag
*Der erste Ratgeberverlag – seit 1722.*

## Umwelthinweis

Dieses Buch wurde auf PEFC-zertifiziertem Papier aus nachhaltiger Waldwirtschaft gedruckt.

www.facebook.com/gu.verlag